掌

握好牙

3關鍵

專業醫師護齒 **101** 招

林峰丕、林本信◎ 合著

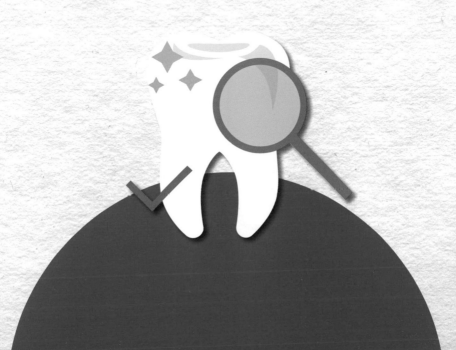

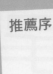

牙齒要能
活到老用到老

　　繼《蛀牙，走開》之後，林醫師嘔心瀝血，又孕育出一本新的牙科著作《掌握好牙 3 關鍵：專業醫師護齒 101 招》。我國國人牙周病及蛀牙的罹患率頗高，許多患者於罹患輕度與重度牙周病，大都渾然不知，直到齒牙動搖或有煩人的疼痛感，才驚覺大事不妙，但此時可能病情已被延誤十年或二十年，牙齒往往已達到必須拔除的階段。兩位醫師以平易近人的用字、精美的圖片，詳細解說造成各類牙齒疾病的原因，並提醒大家預防勝於治療的重要性。他們將所學的正確知識，鉅細靡遺的介紹給讀者，並正本清源，讓讀者能快速分辨臨床實證醫學與坊間商業醫療推廣的落差，使讀者具備充分的認知，能夠坦然面對牙科疾病的治療。

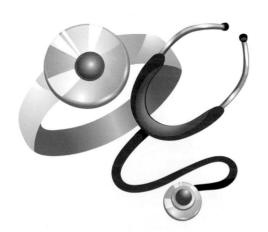

　　自 2000 年以來，許多牙周醫學文獻顯示，罹患中、重度牙周炎，可能會影響心血管方面的病痛，例如導致中風、心肌梗塞，甚至會導致腦部腫

瘍。而懷孕的婦女，少數人常會有牙齦急劇發炎，而產生自發性流血的恐怖後果，令患者無法進食，醫師們也於書中做了詳盡的介紹。人工植牙對現代人而言，是一個重要的口腔醫療課題，在本書中亦有著墨，對讀者幫助頗大。

　　作為一個現代人，要了解牙齒與牙周膜（或人工植牙）是口腔中重要的組織與器官。我們希望牙齒能夠活到老用到老；遠離牙周病及蛀牙，將有助於提升生活品質，保持口齒發音清晰，並可確保晚年的容貌不會有嚴重衰老的現象。兩位醫師適時推出此書，可謂讀者的一大福音。希望此書能喚起國人對牙齒問題的注意，讓大家永保口腔健康。

呂炫堃

臺北醫學大學口腔醫學院教授及
附設醫院牙周病專科門診中心主任
中華民國口腔植體學會理事長

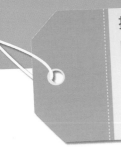

開始預防口腔疾病
的全民運動吧！

從小到大對於口腔保健的概念，總是比較注重牙齒的保健，定期檢查時只要牙醫宣告沒有蛀牙需要填補，就覺得萬事 OK 了。然而，健康的牙齒要有一個健康的地基，才能伴我們到老，因此牙周組織檢查也是定期檢查必要項目，需與齲齒檢查一樣重視。

口腔的健康不只是門面問題，更影響到我們的生活品質，想到自己父親年邁之時，也深受牙周病之苦，減低了許多進食的慾

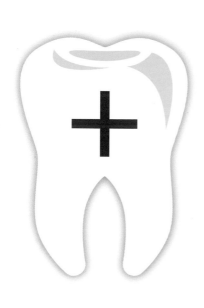

望，間接影響到營養的攝取，致使身體變得羸弱。若能更早注意到牙周出了狀況、積極治療，或許當時的情況會有所改變。當然，看了本書，讀者會了解到，牙周病並不是老年人的專利，若是壓力大、長期抽菸、糖尿病患者、孕婦等，都有可能是牙周病的高危險族群，甚至年輕型的牙周病患也有逐年增長的趨勢。健保署

也因此推出「牙周病統合照護計畫」，逐年提撥預算，對牙周病患提供全面的照護。國人罹患牙周病患比例越高，相對付出的社會成本也就越大，預防牙周病真該是一項全民運動。

峰丕醫師為文就像他在節目中受訪一樣，總是可以感受到他思路清晰，用最容易讓人理解的方式，極有耐心地為我們解說。從口腔組織的介紹、為什麼會有蛀牙、牙周病、目前治療的方法等，讀者可以循序了解口腔保健的各個面向。醫師並以其臨床接觸病人的經驗，設計了許多 Q&A，這些問題可能都是每位民眾曾經有過的疑惑，有極高的生活實用價值。

郭美芝（Maggie）

飛碟電臺名醫時間、飛碟報報主持人

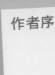

溫柔對待
自己的牙

　　野生動物因為不像人類有牙醫，一旦牙齒損壞或脫落，只有忍受的份，甚至快速步向死亡。現代人類幸運得多，可免受野生動物之苦，從預防保健、各類牙疾到美齒美型──牙疼可治、有洞可填、缺牙可補、不齊可矯、脫落可植；不滿意的牙齒可整治到宛若編貝，這些工程全都屬於牙醫師的服務範圍。

　　長全的牙齒共約 28 至 32 顆，有了這些寶貴的牙齒，才讓我們得以發揮最大功效切咬研磨食物，一方面方便吞食與消化，一方面又與舌頭密切合作，使我們能享受美食的滋味。

　　而牙齒影響我們的外貌尤其大，擁有一口整齊潔白的牙齒一開口就討人喜愛、引人注目，好感度大大提升。很奇怪，原本藏在口中的牙齒，若不張嘴根本看不見，但如果缺了門牙或是蛀到蠟黃泛黑無光澤，整張臉馬上像是被施了巫術般老了好幾歲。

　　醫學研究更發現，牙口不好的人竟也與心臟病、糖尿病、中風、老年失智等息息相關，簡直「牽一齒而動全身」，絕不容小覷。

　　牙齒好壞有先天的因素，也有後天造成的。但不懂得如何保養牙齒，殺傷力就很大。你知道如何正確刷牙嗎？可能有人

會認為這問題問得真蠢，不過數據顯示：有一半的人確實不刷牙或不會刷牙，他們不知道刷錯牙其實也等於白刷。許多人刷牙簡直像在鋸牙齒，幾十年下來反而刷傷了好牙。

提了這麼多，不外乎就是要告訴你，牙齒真的很重要，而定期看牙更是擁有健康牙齒的關鍵步驟，但這可能正是很多人心中的痛處。我相信許多正在看本書的人都有看牙恐懼症，且大部分來自小時候不太好的經驗，包括我自己在內。

我第一次換牙時，被我媽拎到一家燈光昏暗，空氣中瀰漫濃濃消毒藥水味的牙科診所。醫生表情肅穆，看起來就不是會體恤小孩的人。我危危顫顫地張開小口，他一眼就斷了我那顆乳牙的生死，沒有安撫、不經說明，拿起拔牙鉗就準備將它拔之而後快，我嚇得手腳全都縮了起來，醫生當場成為我眼中的大魔王。結果牙是怎麼拔的已不復記憶，但我從此視看牙為畏途，沒到最後關頭，絕不輕易看牙。

沒想到當年怕看牙的我，自己卻成了牙醫師。將心比心，我因此更了解該用什麼態度和方法，讓來求診的患者卸下心防，至少不把我當成壞人。如果你也是個「怕看牙族」，不必害臊，和你有同症頭的人多的是。其實現在的牙醫診所與以前相比，

早已不可同日而語，不論專業知識、設備、能力、技術、觀念、態度、衛生、環境、分工、服務、溝通等軟硬體都已大幅提升，你可以很安心的就診，信賴你的牙醫師，視他們為幫你解決問題與還你一口好牙的朋友。

　　這本書是十年前的舊作《美齒好牙的 101 個關鍵》重新整編改版，我特別央請學弟林本信醫師加入，幫忙補充許多新的治療方式與圖片，相信有了他的加持，會讓本書更加完備。不論你處於何種年齡層，口腔狀態如何，這本書絕對是你不可或缺的健康指南。擁有一口好牙是件多麼幸福的事，牙齒是要使用一輩子的，請溫柔呵護細心相待吧。

林峰丕

元祥牙醫診所負責醫師

作家

良師與良醫

　　多年來，寫的書都是專業牙科書籍，承蒙林峰丕學長的抬愛，盛情難卻，撰寫學長的牙齒保健教育書籍《掌握好牙3關鍵：專業醫師護齒101招》的最新版本，我的恩師林明杰老師總是不斷提醒我每日精進，每週盡量寫作網路文章，固定兩篇病例報告、兩篇牙科醫療新知、一篇牙科影片製作，寫作最難的是素材持之以恆的整理，謝謝老師養成我勤於寫作的習慣。

　　一本書的完成，得感謝許多人，謝謝師長們多年的提攜，同事忍受我的任性，家人對我的照顧，讓我在看診之餘，亦能專心寫作。

　　每當夜深人靜的時候，我總不知不覺想起天上的父親，在我年少不更事時，與他一起工作，教我許多做人處事的道理，對我有許多期許，他一直希望我能當一個能濟世救人的良醫，雖然我離他的期望還很遠，但我會一直努力的前進，直到彼岸的那一刻。

林本信

永信牙醫診所院長
日本顎咬合學會認定醫
日本審美齒科學會會員

關鍵1：正確認識牙齒疾病

蛀牙

❶ 什麼樣的食物比較容易造成蛀牙？ ▶ 016

❷ 蛀牙一定要補銀粉嗎？有沒有其他的選擇？ ▶ 019

❸ 什麼情況牙齒非抽神經不可？ ▶ 024

❹ 抽完神經的牙齒是否一定要做牙套？ ▶ 029

❺ 看牙一定要上麻醉嗎？ ▶ 034

❻ 麻藥多久會退？要注意什麼呢？ ▶ 035

牙周病

❶ 牙周病是怎麼發生的？ ▶ 036

❷ 牙周病會不會好？可不可以治療？ ▶ 039

❸ 牙周病可不可以用吃藥來治療？ ▶ 040

❹ 牙周病一定要手術治療嗎？ ▶ 041

❺ 聽說用鹽巴刷牙可防牙周病，是真的嗎？ ▶ 047

兒童牙齒問題

❶ 為什麼小孩剛換的新牙長得歪歪的呢？ ▶ 048

❷ 小朋友什麼時候應該開始看牙呢？ ▶ 049

❸ 乳牙需要塗氟嗎？ ▶ 050

❹ 小朋友換牙該讓它自然脫落嗎？ ▶ 052

❺ 我的孩子「舌根太緊」怎麼辦？ ▶ 053

❻ 小朋友如果要做矯正，何時開始比較恰當？ ▶ 055

❼ 我的孩子恆牙一直長不出來怎麼辦？ ▶ 057

❽ 什麼是奶瓶性齲齒？ ▶ 059

❾ 怎麼幫小朋友潔牙呢？ ▶ 060

❿ 小朋友刷牙一定要用兒童牙膏嗎？ ▶ 062

⓫ 小朋友需要做假牙嗎？ ▶ 063

CONTENTS

關鍵 2：掌握牙齒治療知識

關鍵 3：做好牙齒日常護理

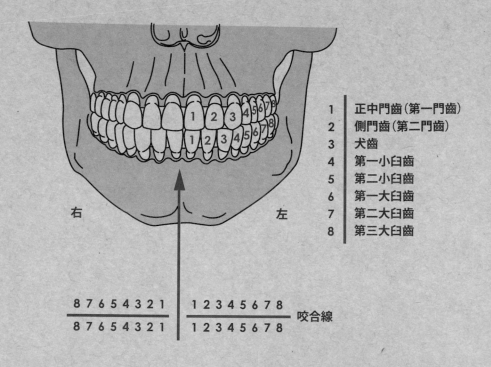

1	│	正中門歯（第一門歯）
2	│	側門歯（第二門歯）
3	│	犬歯
4	│	第一小臼歯
5	│	第二小臼歯
6	│	第一大臼歯
7	│	第二大臼歯
8	│	第三大臼歯

右　　　　　　　左

8 7 6 5 4 3 2 1　　1 2 3 4 5 6 7 8

8 7 6 5 4 3 2 1　　1 2 3 4 5 6 7 8　　咬合線

關　鍵 1

正 確 認 識
牙 齒 疾 病

蛀牙

🦷1 什麼樣的食物比較容易造成蛀牙？

造成牙齒蛀牙的原因，是食物的殘渣積留在牙齒表面，口腔中的蛀牙細菌便利用食物殘渣作為營養，不斷地繁殖增長，同時製造出一種酸性物質，這種酸與牙齒接觸後，會慢慢溶解牙齒的鈣質而形成齲蝕，稱為「齲齒」，也就是「蛀牙」。

一般來說，黏滯性高、含糖量多及精製的糕餅類，是最容易造成蛀牙的食物。因此，父母在為孩子準備食物，尤其是餐外點心時，應仔細地選擇。

選擇食物有兩大原則：

1 監督易導致蛀牙食物（如糖類、餅乾）的攝取量，但不必將其完全排除。

2 孩子從小開始，父母就應該與之共同培養飲食的習慣，以便孩子上學後能養成良好的飲食習慣。

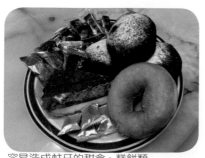

容易造成蛀牙的甜食、糕餅類

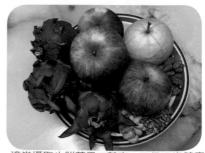

適當攝取生鮮蔬果、穀麥，可保牙齒健康

以下將容易造成蛀牙的食物列表，給大家參考：

致齲食品對照表					
	糖果類	冰品糕餅類	飲料類	水果類	塗抹類
易致齲齒食品	巧克力 口香糖 硬水果糖 棒棒糖 花生酥 太妃糖 等	冰淇淋 甜甜圈 蘋果派 蛋糕 含糖餅乾 等	巧克力牛奶 可可 汽水 可樂 加糖果汁 等	葡萄乾 水果罐頭 等	果醬 蜂蜜 花生醬 等
建議取代食品	爆米花、蘇打餅乾、低糖分飲料、無糖口香糖、花生、核桃、葵瓜子、饅頭、包子、酪餅等			未經加工的生鮮蔬果	未經加工的生鮮蔬果

近年來有關早期蛀牙預防性處理新技術

牙齒這一生中都在去礦化（蛀牙）與再礦化。過去只要有蛀牙，只能使用鑽針，將蛀牙的部分磨掉，再使用銀粉或複合樹脂等材料封填。但有時小的蛀牙，鑽了可能會犧牲許多齒質，但不處理又後患無窮，再者，患者大都害怕高速手機吱吱的聲音。

想想一個問題：「如果家裡的牆壁滲水，你該把整面牆敲掉，還是可使用防水漆或樹脂滲透進裂縫處即可？」同樣的問題也適用於淺層蛀牙，德國的兩位研究學者 Dres 及 Lukel 深入研究這問題，經過 8 年的實驗，開發了免磨牙齒的技術，直接利用樹脂滲透的技術，將牙齒的蛀牙的細菌活埋。這個劃時代的產品在 2009

年於德國問世，在先進國家，蛀
牙率已大幅下降。但患者都有一
個體認：經過牙醫師處理蛀牙的
牙齒，大都越搞越大洞，如果一
個小蛀牙可以使用最少破壞的方
法處理，而不需越磨越大洞，大
多數的患者都可接受此治療。

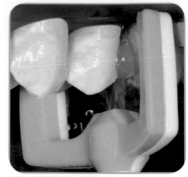

後牙鄰間面之處理技術

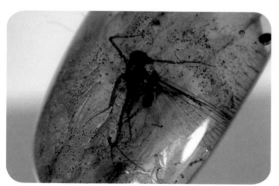

如琥珀一般，將局部去鈣化齒質密封

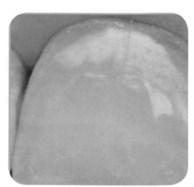

去鈣化（早期蛀牙）的牙齒表面

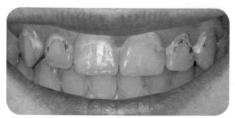

前牙早期蛀牙導致牙齒變色

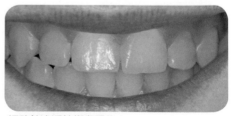

經酸蝕滲透技術處理後

治療過程

- **酸蝕窩洞**：這種治療可處理的蛀牙窩洞為鄰接面及頰側，深度只到牙本質的淺層處（齒質由外至內分別為牙釉質、牙本質，最深處為牙髓），研究後使用 15％鹽酸酸蝕蛀牙窩洞約 100～150 微米，將蛀牙的齒質處理得如乳酪般。

- **乾燥窩洞**：利用 95％的純酒精，將牙齒乾燥，讓滲透效果達到最佳。

- **樹脂滲透**：使用專利的高壓樹脂滲透，將無填料樹脂滲透到蛀牙窩洞，滲透的過程約需 2 次，可將蛀牙的窩洞完全填補。

經德國實驗證實，早期發現蛀牙，可免磨牙齒，將蛀牙的細菌如琥珀一般活埋。過去牙醫師所受的訓練是重建失去的齒質，但如果能早期發現、早期預防，使用最先進、最少破壞的技術恢復牙齒健康，何樂而不為？

Q2 蛀牙一定要補銀粉嗎？有沒有其他的選擇？

在過去醫療不發達的時代，補牙的材料沒什麼選擇，銀粉好像便理所當然地成為第一選項；現在拜科技進步之賜，牙科材料日新月異，補牙的材質也有了多樣化的發展。

銀粉（汞劑的俗稱）其實是一種汞合金，其組成還包括銀、銅、錫、鋅等元素；優點是抗壓強度高、形變小、對牙齒的刺激小，缺點是較不美觀。不過，因為其內含有汞，現在某些國家已以不利健康或易對環境造成汙染的原因禁用；而臺灣則因沒有明確的數據支持這樣的論調，仍然接受使用。

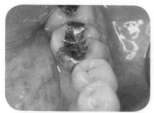

臼齒蛀牙選擇以銀粉為充填材料

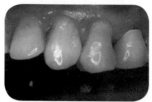

第一小臼齒的齒頸部有蛀牙

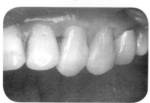

齒頸部蛀牙以玻璃離子樹脂填補後的情形

現代人越來越注重美觀問題，於是在補牙材料方面也越來越要求，以下材質就應運而生：

· **玻璃離子樹脂**：玻璃離子樹脂較常用於乳牙，因為其中含有氟離子可緩緩釋放出來，有預防蛀牙的額外效果，對牙齒的刺激也較小；但其顏色的選擇性較少，抗壓、抗磨性也較小，所以在恆牙的運用上較受限制。

· **光聚合複合樹脂**：光聚合複合樹脂現在也是補牙材料的一大主流，顏色多樣，較能依每個病人的需求來選取接近的色澤，美觀比銀粉好得多；早期的產品有刺激牙髓、密合度不高的缺點，現在已經改善不少，但經過一段時間後，複合樹脂

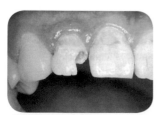

側門齒近心處有蛀牙

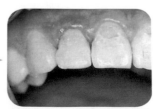

蛀牙經光聚合複合樹脂填補後的外觀

容易吸附色素而改變顏色,所以注重美觀的人可能一段時間後得更換一次。

- **3D 瓷塊雕塑:** 如今更有標榜與牙齒硬度接近,色澤更自然、更密合的立體齒雕,是將瓷塊依蛀牙窩洞的形狀來裁割,讓填補出來的效果接近原始的齒形;不過這並不在健保的給付項目內。

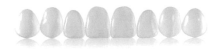

不同尺寸的齒頸部貼面

齒頸部磨耗

近年來,由於人口逐漸老化,以及刷牙時力道與角度不當,造成牙齒齒頸部(位於牙齒與牙齦交界處)嚴重損傷,此處的牙釉質少,當牙釉質因為刷牙、蛀牙或力學等因素喪失,使齒頸部持續造成 V 字型的凹陷,通常有強裂敏感的現象,甚至持續造成牙齦萎縮。

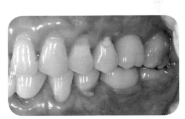

頰側面磨耗

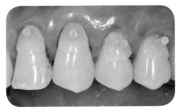

齒頸部貼面試戴中

造成齒頸部會凹陷的原因:

- 刷牙時橫向或力量過大。
- 蛀牙。
- 磨牙。

不同大小的齒頸部貼面,利用本身較軟,而複合樹脂相對硬

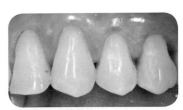

齒頸部貼面黏著後

的複合材料特性，將貼面以樹脂黏著方式固定於齒頸部，再加以精細打亮、拋光，因此可以有效地將齒頸部的凹陷處理平整，是現今有效治療齒頸部凹陷的方式。

立體齒雕（瓷塊）與傳統假牙的不同

補牙其實是最基本的牙科治療，大家都知道如果牙齒蛀了當然要補起來，但是隨著時代進步，補牙的材料及技術日新月異，治療時也從單純的「補蛀洞」提升到必須功能與美觀兼具，讓蛀損的牙齒除了可以正常咬合之外，更要恢復原有的強度及外觀，而不受蛀損的影響。

一般來說，小範圍蛀牙若以填補的方式治療，效果均可達到令人滿意的程度，牙齒強度也不會損失太多。不過，如果蛀牙的程度太廣，以致健康齒質部分已無法對填補物提供適當支撐，此時若仍以填補方式進行治療，不僅填補物容易鬆動產生微滲漏及次發性蛀牙，更可能因齒強度不足，而讓牙齒在咬到硬物時有崩裂的危險，嚴重的話則必須面臨拔牙的命運；遇到這種情形傳統上是以做牙套（固定假牙）方式來治療，但必須另行修磨掉一些完好的齒質，未免可惜。

所以目前最佳的治療方法是由牙體復形科的醫師，就原有蛀牙範圍稍作修形後，取模製作「嵌體」或「冠蓋體」，而後將之黏合至牙齒缺損的部分，既不傷齒質，又可恢復牙齒原有的強度，美觀方面效果更佳。在材質方面目前有陶瓷及樹脂複合材等可供選擇，外表看來往往以假亂真，有時連患者自己也分不出哪顆牙做過治療。

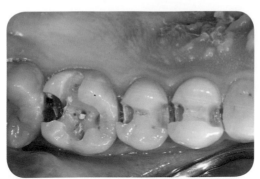

瓷塊窩洞製備中

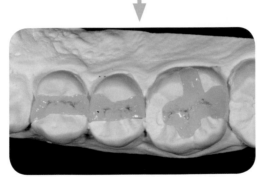

陶瓷瓷塊

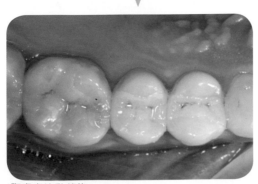

陶瓷瓷塊黏著後

而所謂的立體齒雕依據是否侵犯牙齒的咬頭，可分為嵌體或冠蓋體，通常小面積蛀牙，複合樹脂是優先選擇，中面積蛀牙則建議立體齒雕（瓷塊）等治療。

🦷3 什麼情況牙齒非抽神經不可？

抽神經是根管治療的俗稱，其實一個完整的根管治療並非只是把神經抽掉就好，還包括整個神經管的塑形及徹底沖洗，等症狀消失後再將根管緊密充填，才算是完成整個根管治療。

什麼情況應該做根管治療呢？

通常是牙神經因為受到蛀牙的侵襲、牙周病破壞至根尖、牙齒斷裂造成牙髓腔暴露等，發生不可復原的發炎反應時，牙醫師就會建議做根管治療。

這些狀況若是急性發炎，病人常伴隨劇烈疼痛，類型是一陣陣尖銳的抽痛，不吃任何東西也會自發性疼痛，有時吃到熱食會痛得更厲害。此時若沒有接受治療，發炎的狀況也可能慢慢轉變

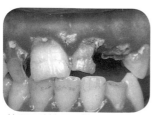
蛀牙已破壞至牙髓

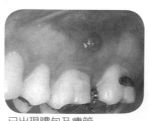
已出現膿包及瘻管

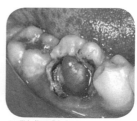
已形成牙髓息肉

成慢性;疼痛不再那麼急劇,由尖銳轉為鈍痛,較少自發性疼痛,而是咬合時才出現不適。

若是再不處理,那慢性發炎也可能逐漸造成牙髓壞死化膿,甚至出現膿包或瘻管。至此牙齒已經宣告死亡,但仍可以靠根管治療試圖保存;若是仍不治療而放任其繼續破壞牙周組織,則可能面臨拔除的命運,甚至影響鄰近牙齒的健康。

但任何治療都沒有 100% 的成功率,根管治療也是如此。有時受限於根管型態的複雜度或發炎程度,治療也可能會失敗,患齒必須拔除,這是醫師和病人都不希望看到的結果。所以還是老話一句,治療要趁早,任何疾病的處置都是越早成功率越高,當問題弄到不可收拾才求醫,妙手也難回春。

抽神經並不可怕,反而該慶幸這顆牙還能藉由抽神經的治療保留下來,若牙醫師直接告知這顆牙已經不能留了,恐怕才是煩惱的開始。

顯微根管治療

自 1990 年代初,顯微鏡已開始應用於牙科,經過十餘年,已大放異彩。牙科的治療都相當微小,一般的放大鏡可放大約 2 ~ 8 倍,而顯微鏡大約可放大約 30 ~ 40 倍。舉例來說,如果將 1 圓硬幣放離開眼睛約 30 公分,那如何將 1 圓硬幣中的文字清楚念出來?對牙科醫師而言,顯微鏡不單是一部機器,還需操作個 2 ~ 3 年,才可熟練。

主要用途如下:

- **尋找鈣化根管：**大臼齒有 3 ～ 6 個根管，利用顯微根管可將隱藏的根管找出。
- **移除斷裂器械：**當根管器械斷裂，可利用顯微超音波器械並配合顯微鏡，移除斷裂器械。
- **修復根管破洞：**根管破洞時，可利用修復材料、雷射等並配合顯微鏡，將根管破洞早期修補。
- **移除釘柱：**當原有的根管治療有問題時，可利用顯微超音波器械、釘柱移除系統等，移除釘柱，再將有問題的根管重新處理。

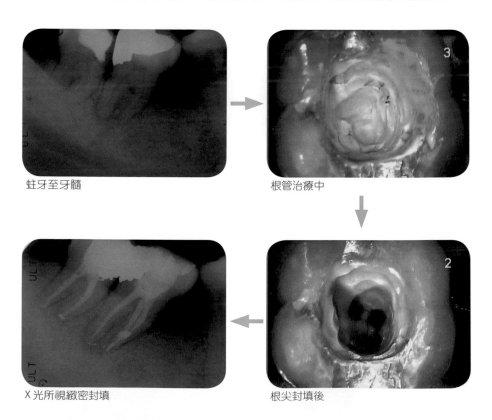

蛀牙至牙髓

根管治療中

X 光所視緻密封填

根尖封填後

牙髓手術——顯微根尖手術

　　病患在經過傳統根管治療後，仍有不適，或是患齒有無法接受傳統根管治療的情形，可考慮進行根尖周圍手術。手術患者需有良好的口腔衛生。若患者合併有其他的全身疾病，如高血壓、心臟病、糖尿病、凝血性疾病、過敏免疫性疾病、癌症等，須先會診內科醫師，待疾病狀況穩定後才可行手術。

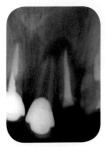

前牙根尖病變

　　顯微鏡輔助根尖周圍手術是藉由局部麻醉在門診進行的術式。局部麻醉後，醫師將牙齦翻開，少量磨開病灶周圍的齒槽骨，在顯微鏡下，清除牙根尖周圍的病變組織（送交病理檢驗），切除部分牙根，並對牙根進行逆向根管治療，封填上特殊的生醫材料，最後加以縫合。手術後會開立止痛藥及漱口水，並由醫師指導術後注意事項、口腔清潔維護方式。

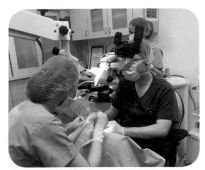

進行顯微根尖手術

　　與其他牙科手術類似，顯微鏡輔助根尖周圍手術後，手術區或顏面可能有疼痛及腫脹現象，疼痛可用藥物控制，而腫脹情況可適時配合冰敷及熱敷緩解。其他可能產生的併發症包括手術區

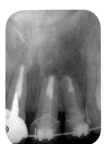

顯微根尖手術 12 個月後，根尖病變消失

滲血、顏面瘀青、術後感染、部分皮膚感覺麻木等。手術區可能出現牙齦退縮、牙縫變大的現象。在治療過程中，只要配合醫師的治療與指導，上述併發症發生的機率會減少。

根尖周圍手術的操作範圍極為狹小，專用顯微鏡可提供照明及放大，幫助檢查牙根是否有裂紋，使專科醫師能較精準地確立感染部位，配合專用超音波等各項精密顯微設備及器械進行清創及逆向充填，產生較微創的手術傷口，並且增加手術成功的機率。

牙髓手術──蓄意牙齒再植手術

蓄意再植術是在局部麻醉下，將牙齒拔出，清除牙根尖周圍的病變組織，切除部分牙根，並對牙根進行逆向根管治療，再將牙齒植回齒槽的手術。病患在經過傳統根管治療後，仍有病灶，且患齒無法接受傳統根管再治療及口內根尖周圍手術，就可採蓄意再植術治療。手術患者須有良好的口腔衛生，若患者合併有其他全身性疾病，如高血壓、心臟病、糖尿病、凝血性疾病、過敏免疫性疾病、癌症等，須先會診內科醫師，待疾病穩定後才可進行手術。

手術的風險為可能發生牙齒斷裂或牙齒無法植回的情況。手術後，手術區或顏面可能有疼痛及腫脹現象，疼痛可用藥物控制，而腫脹情況可適時配合冰敷及熱敷緩解。其他可能產生的情況包括手術區滲血、牙齒動搖、術後感染等。牙齒蓄意再植術通常要等待 3 ～ 6 個月後再行使咬合功能，此外，亦須長期追蹤觀察是否出現牙根病理性吸收的情形。

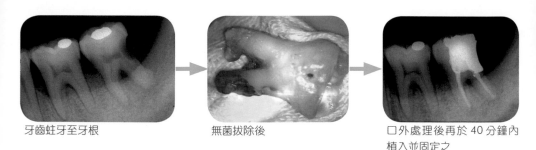

牙齒蛀牙至牙根　　　　無菌拔除後　　　　口外處理後再於 40 分鐘內
　　　　　　　　　　　　　　　　　　　　　植入並固定之

4 抽完神經的牙齒是否一定要做牙套？

　　多數的人在做完根管治療後，都會聽到牙醫師提出做牙套的建議，很多人會想問：「真的需要做嗎？是不是又要假藉名目賺錢了？難道不能補起來就好？」

　　這樣的建議不是沒道理，因為一顆牙齒在經過根管治療後，就等於沒有生命了；供應牙齒養分的血管拿掉後，牙齒會開始脫水，齒質漸漸變脆且失去原有的光澤，一段時間後會顯得暗沉。

　　如果只是變暗或許還是小問題，但齒質變脆後卻使抗壓性銳減，當不慎咬到硬物時，牙齒很可能就應聲而裂。倘若裂的範圍小，還有做牙套彌補的機會；如果造成牙根斷裂，就只有拔掉一途，那之前的根管治療就完全失去意義了。

　　所以做個牙套把牙齒保護起來，讓它的功能能夠延長更久，其實是件很有必要的事。它不僅能讓牙齒有更高的耐咬度，也能讓牙齒看來不那麼灰暗，對前牙區的美觀來說，有很大的提升。所以，千萬不要以為這是牙醫師為了賺錢才想出來的點子。

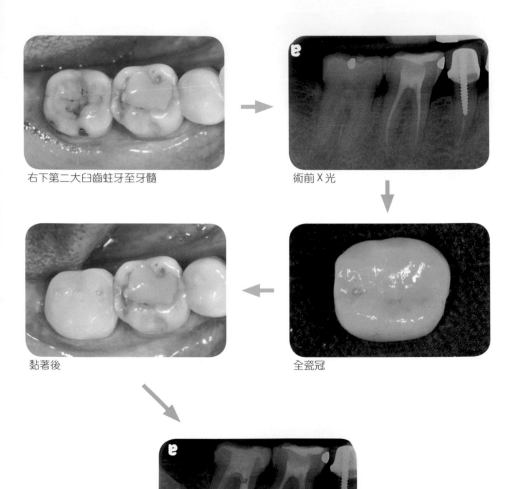

右下第二大臼齒蛀牙至牙髓

術前X光

全瓷冠

黏著後

術後X光

深度牙齦下蛀牙的處理

通常患者的蛀牙都在鄰接面、牙齦下，因此根管治療、牙冠增手術、假牙復形，成了必要的治療，牙齦下蛀牙的牙髓／牙周／贋復合併性治療，共包含了：顯微根管治療、釘柱復形、牙冠增長手術、一體成形全瓷冠。

幾年下來，這一類連續的治療，長期的癒後相當穩定，因此對於有心保留牙齒的患者，提供了另一個方法，是植牙之外的另一種重要的治療方式。

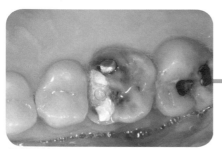

牙齦下蛀牙

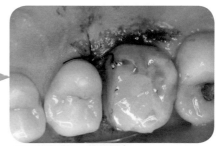

牙冠增長手術，術後縫合

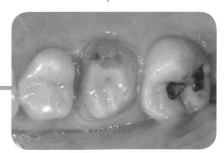

手術後 6 週觀察

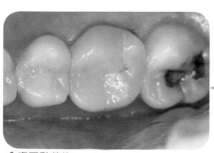

全瓷冠黏著後

- **金屬燒附瓷牙（瓷牙）**：基本上金屬燒附瓷牙，內層是金屬，外層再燒上瓷粉，就是一般說的「瓷牙」。但其內層還是有一層金屬與「全瓷冠」不同，所使用的金屬依材質可分為「貴金屬」、「半貴金屬」和「普通金屬」。當然價位也依所選擇的金屬不同而異。

1 貴金屬：費用最高，其中「黃金合金」（依含金量不同，價位也不同）要比「鈀銀合金」還貴。

2 半貴金屬：現在多半使用「半鈦合金」，價位比貴金屬「鈀銀合金」來得低。

3 普通金屬：一般就是指鎳鉻合金。

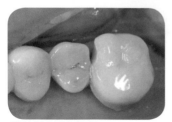

原破損之固定假牙

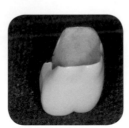

新的金屬燒付瓷牙

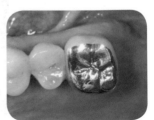

因應患者咬合需求設計的咬合面金屬之金屬燒付瓷牙

- **金屬牙**：基本上金屬牙冠是整顆牙冠都用金屬所鑄造而成，其所使用的金屬依材質可分為貴金屬、半貴金屬和普通金屬，當然價位也依所選擇的金屬不同而異。
- **全瓷冠**：全瓷冠假牙則完全不含金屬成分，氧化鋯材質堅硬，目前被牙醫師所廣泛使用。全瓷冠可以依照患者的齒色燒附一層陶瓷，讓牙齒透光更好，色澤更逼真。全瓷支架由二氧

化鋯構成，透過掃瞄、電腦輔助支架設計、車削的程序來製成。此系統可產生密合度極佳的高強度修復物，會先將尺寸放大，以補償在特殊高溫烤爐中燒結所產生的收縮。利用精確的掃瞄和研磨技術，加上對二氧化鋯陶瓷已有正確的認識，上述需求目前都可達成。以過去累積的材料和系統知識為基礎，採用先進的掃瞄和研磨技術，可提供患者耐用且美觀的全瓷贋復物。

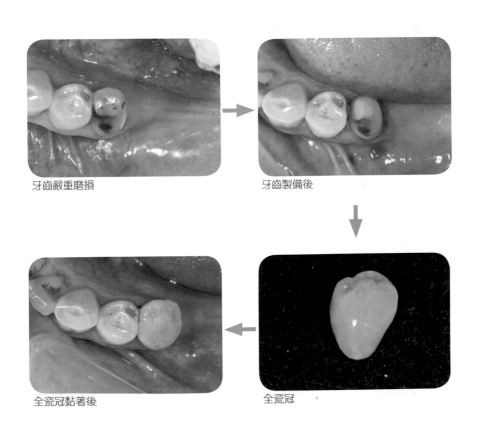

牙齒嚴重磨損

牙齒製備後

全瓷冠黏著後

全瓷冠

🦷5 看牙一定要上麻醉嗎？

這當然是見仁見智的問題，如果你希望整個治療過程沒有不適感，可以要求牙醫師在治療前先上麻醉；如果你對某些治療的不適可以忍受，就未必一定得先上麻醉不可。

但是某些可預期的治療疼痛，牙醫師一定會先幫病人上麻藥，或許大家都怕打麻藥，但若能以一點小小的刺痛感來換取整個療程的放鬆，難道不是很划得來的交易嗎？

像拔牙、急性牙髓炎在治療前，醫師都會先上麻醉；而牙周病治療中將牙齦下結石刮除或翻瓣手術時，更是不可能不上麻醉的。這些疼痛可不是你用意志力就能忍過去的，你不是關公，別相信那種不上麻醉就能刮骨療傷的傳奇，會發生在你身上。

基本上牙科門診的麻醉都是局部的，安全性很高；若身體有些特殊狀況的人一定要先跟醫師說清楚，例如有高血壓、心血管疾病或曾對麻藥過敏，都得事先告知，讓牙醫師能選用更適合的麻醉方式，以避免危險。

一般而言，牙科所用的麻醉劑中，多少都含有一些血管收縮劑成分，目的是讓麻藥能被集中在局部，以發揮更高的效能；但若有部分麻藥隨血液流到腦部，可能會引發腦部血管收縮而造成頭痛的現象。若流回心臟，則可能造成短暫的心跳加速。

但這些都屬於短暫的反應，會逐漸緩和下來；所以若在上完麻藥後出現上述的症狀，不必過度恐慌，太緊張反而會使情形加劇。此時應該先向牙醫師反應，牙醫師會讓你坐起來休息，通常只要幾分鐘等藥性過去，就會恢復自然了。

6 麻藥多久會退？要注意什麼呢？

大多數的人打完牙科的麻藥後，會有腫脹的感覺，總覺得自己的半邊臉腫起來，其實是自己多慮了。打麻藥只會讓知覺暫時喪失，不會讓臉形改變，而且藥效大約 2、3 小時就會漸漸退去。

有的人打完麻藥很快就退掉，這可能跟他剛好處於急性發炎有關。當我們的身體在急性發炎時期，整個環境會趨向於酸性，但麻醉藥本身則是偏鹼性，而且要在鹼性環境中較能發揮效果；所以當麻藥打入酸性環境中，很容易就被中和掉，自然會讓麻藥比較快退，或是讓人覺得麻藥沒有效。

也有人因為體質的關係，麻藥很久才退，那就可能跟他體內代謝的功能有關；曾有個病人大概花了 7、8 小時才全退。

比較需要注意的是，當麻藥還沒有完全退去前，盡量不要進食，也不要喝熱的飲料。因為此時臉頰或舌頭可能都沒有痛覺，若吃東西不小心嚼到或燙到臉頰的黏膜或舌頭邊緣，也毫不自知，等到麻藥一退才發現嚴重性，臉頰舌頭有可能都是破皮或燙出的水泡。

尤其是小朋友更要注意，他可能因好奇或一時好玩而不斷去咬嘴脣，等感覺得到痛時，已經傷痕累累，所以家長一定要格外注意，隨時提醒孩子別去咬嘴脣；若看到他在玩弄自己的臉頰或嘴脣，必須趕快制止，否則牙齒的問題可能治好了，卻弄得滿口是傷，就得不償失了。

牙周病

1 牙周病是怎麼發生的？

唐朝文豪韓愈的〈祭十二郎文〉中有一段經典的詞句：「吾年未四十，而視茫茫，而髮蒼蒼，而齒牙動搖。」

這裡的齒牙動搖，就是牙周病很典型的症狀；若以韓愈寫此文的年代（約西元 800 年）來看，牙周病的歷史還真悠久，絕不是現在才有的文明病。

牙周病只是個籠統的說法，正確的名詞應該是牙周炎；牙周炎有許多分類，其中最常見的就是成人型慢性牙周炎。根據調查，國人約有 90％都有程度輕重不等的牙周炎，這麼高的比例，說它是國病真是一點也不為過。

牙周病的發生說穿了就是我們的牙齦溝裡有許多的厭氧細菌，當它們繁殖到一定的數量，所分泌的外毒素就會引發一連串免疫反應；而這些免疫反應就造成我們的牙周組織（包括：齒槽骨、牙周韌帶、結締組織、牙骨質）的破壞，逐漸出現牙齦出血、化膿、腫痛、口臭，甚至牙齒鬆動的症狀。這些細菌每個人的口中都有，如果你清得不夠徹底，就會放任致病菌慢慢坐大。

那為什麼牙醫師在治療牙周病時，總是針對牙結石下手呢？這是因為牙結石是個多孔隙的結構，它會吸附很多的細菌在裡

面，自然就成了牙周病菌的溫床；所以要治療牙周病，當然要把這些「違章建築」趕出口腔囉！

　　了解牙周病的成因，就會更清楚牙醫師是如何治療它，也更明白如何預防它。

牙周病非手術治療

　　牙周病的非手術治療，包括牙齦上、牙齦下的結石清除和整平，以及病人口腔衛生的確實執行。治療的目的期待能夠藉由減低口內的細菌量，並且改變口內細菌的組成（減少致病細菌的比例），以減低發炎的程度，同時期待牙肉能與清潔過後的牙根做再貼合的動作，希望最終能達成降低牙周囊袋深度的目的。

　　確實的牙齦下結石清除和牙根整平，對於囊袋的降低是極為重要的。若配合確實的口腔衛生習慣，可減少許多不必要的牙周手術治療，然而當牙周病醫師做了確實的清潔後，患者卻未能同步花時間、心思去做好口腔衛生的要求，則治療效果也會大打折扣。所以在每次開始治療前，我們都會檢查患者口腔衛生清潔的狀況，並加強指導未達標準的區域，嚴格督促。在做完全口牙齦下牙結石刮除及牙根整平後，就會給牙周組織一段復原期，視嚴重程度的不同，約 4 ～ 8 週不等。在這段復原期間，口腔衛生的維護極為重要，由於過了這段復原期，便要進行全口牙周情況的再評估（全口牙周囊袋及其他相關指數的再測量），並視其復原狀況，決定是否需要進行第二階段牙周病的手術治療。

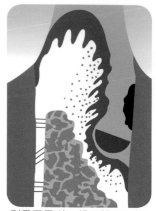

利用牙周刮刀將牙齦下牙結
石刮除

　　臨床上常發現盡力做到口腔衛生要求的患者，往往需要進行牙周手術的機率會大為降低了。為了避免病人在恢復期忽略了口腔衛生的執行，通常在恢復期中，會再進行幾次口腔衛生的加強，並為病人做牙齒拋光打磨。牙齒表面越光滑，當然就越不容易讓牙菌斑再堆積。

　　經研究顯示，中度的牙周囊袋（即 4～7mm 的囊袋），牙周病非手術治療大約會進步 2～3mm，也就是說中度的牙周囊袋在非手術治療後，大部分都有機會將囊袋降至 5mm 以下。而更深的囊袋，雖然統計顯示進步的程度

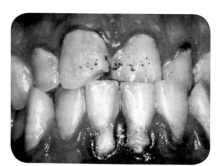

因為不良口腔清潔與牙結石沉積造成牙
周病

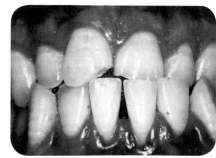

牙結石清除後之效果

可能大於中度囊袋，但因深度太深，非手術治療的進行會有其限制，所以恢復的狀況就比較難預測。

由於不當或過大的咬合力量，會對牙周組織造成過大的壓力，而可能加速牙周組織的破壞，並且影響牙周組織的復原。所以在非手術治療中，將發炎控制後做適度咬合調整，也是很重要的步驟。

🦷2 牙周病會不會好？可不可以治療？

首先，要評估一個疾病是否會「好」，先視你對好的定義何在。如果你把「好」定義成：回到原先沒有生病的狀態；那牙周病可能會令人失望，它不太可能像感冒那樣可以完全復原，但它卻是可以控制的，藉由適當的治療能夠讓牙周組織重新達到健康狀態。

換句話說，當你的牙周組織受到破壞而流失後，如果能即時治療，可以讓地基穩住，不再流失；但你若希望能把流失的地基再堆回去，這就不是那麼容易的事了。

牙周病並非不容易好，而是一種亟需耐心治療的疾病；如果沒有持續性的治療與追蹤，或是只靠醫師治療，回家後卻不積極配合清潔工作，那牙周病很快就又來糾纏了。

當然，拜醫學技術及材料發展的日新月異，現在確實是已經有一些手術可以幫病人把破壞的牙周組織再生回來；但這類術式需要嚴格挑選適合的患者，才有較高的成功率，不見得每個牙周病患者都能夠做。

另外，就是經過治療後，某些症狀如牙齒酸軟敏感、牙齒動搖等，不一定能馬上消失；我們只能告訴患者，一定要有耐心，要對治療有信心，不要半途而廢，才能在可預見的未來看到療效。

牙周病不是絕症，但也沒有特效藥；它絕對可以治療，但不能對治療後的狀態有太高的期待。不要因為需要長療程就打退堂鼓；不要因為一兩次治療沒有大幅改善，就失去耐心；不要在治療完後，就輕忽照護與追蹤。早期治療、全力配合，自然能把失去的牙周健康再找回來。

🦷3 牙周病可不可以用吃藥來治療？

雖然我們可以說，牙周病是由細菌引起的。理論上好像應該可以用抗生素來治療牙周病，但事實上到目前為止，還是無法找出導致牙周病的單一致病菌種。

口腔內與生俱來的細菌在牙齦溝內聚集形成牙菌斑，在這些牙菌斑裡的各種細菌，或多或少都有其致病毒素，如果用抗生素來治療牙周病，當停止用藥後，牙菌斑就會再重新聚集，一段時間後又會老調重彈，再度引發牙周發炎。

重要的是，目前還沒有任何一種抗生素，能夠有效對抗牙周囊袋裡所有的致病菌。而且藥物總有其副作用，長期使用後容易對身體產生負面影響，同時也可能造成細菌的抗藥性，且在用藥時，還必須能在牙齦溝裡達到有效的濃度；所以抗生素並非一個治療牙周病的好方法。

因此，在臨床上，我們對使用藥物治療牙周病的建議是：

· 不以它為第一線的治療方式，也不建議長期使用。

· 在急性發炎時期，可以作為輔助性的治療，但以 1 ～ 2 週為限；
當正規的牙周治療開始後，藥物就要停用。

· 想用藥物輔助治療前，最好事先做細菌學的檢查，確定菌種
後再選擇適當的藥物，才會有預期的效果。

牙周病的患者應該要有這樣的體認，把口腔清潔乾淨才是
預防與治療的最重要手段。千萬不要想依賴藥物來達到治療的成
效，這樣可能只是緣木求魚。

4 牙周病一定要手術治療嗎？

這當然要視牙周病的嚴重程度而定，輕微的牙周病不需手術
治療（參閱 P.37），但嚴重的牙周病施以手術治療，效果會比保
守性治療來得好。

如何界定牙周病的嚴重程度呢？臨床上我們常用三個指標：

1 牙周囊袋的深度。

2 囊袋探測時的出血與否。

3 牙齒的動搖程度。

當然這些還要配合全口的 X 光片來綜合研判。

以牙周囊袋來說，正常值應在 3mm 以內，超過的話應該都
有牙周發炎的問題，數值越大就越嚴重。有學者的實驗顯示：當
囊袋深度高於 5mm 以上，用手術方式治療的效果，會比保守性
治療來得好；反之，比較建議用保守性牙周治療。

　　出血點是個發炎的重要指標，雖然不出血未必代表一定沒發炎，但只要有出血點，就可確認已經有發炎症狀，而且會隨發炎程度而加劇。

　　牙齒動搖可依輕重程度分為三個等級，第三級還包括垂直方向的動搖，到了如此程度，牙齒治療的癒後就很不理想了，多半都可能面臨拔除的命運。其實只要是有動搖的牙齒，手術性的治療可能都會有比較好的效果。

　　由全口 X 光片更可以看出齒槽骨破壞的實際狀況，雖然它只是二度空間的參考指標，但經過有經驗的牙醫師判讀後，都能準確分析出牙周組織的破壞程度，而選擇適合的治療方針。

　　所以手術與否絕非單一指標可以決定的，也不是每位患者的唯一選擇；但不管保守性治療或手術治療，目的都在把致病因子清乾淨，只是手段不同而已。若聽到手術就害怕，與其擔心需不需要手術，不如及早檢查、及早治療，就能遠離這種恐懼。

　　接著就來深入了解為何仍需牙周手術治療。引發牙周病的主要原因是牙菌斑，它會持續地在牙齒表面上形成一種黏黏的、無色的薄膜，如果牙菌斑不能徹底去除，牙菌內細菌所產生的毒素會刺激牙齦破壞牙周的支持組織而形成囊袋，最後牙菌斑會硬化，變成硬的沉積物，稱為牙結石。時間一久，更多的牙菌斑及牙結石堆積，會造成牙齦的持續萎縮，牙齦及骨頭附連的喪失更會加深囊袋深度。太深的囊袋無法只靠刷牙及使用牙線來清除牙菌斑，而囊袋太深常導致牙醫師無法完全將結石清除乾淨，牙周

手術可以打開囊袋清除牙肉下的牙菌斑及牙結石，並降低囊袋深度，減少致病細菌隱藏的機會。

　　遵照醫師的指示很重要。通常患者術後第二天便可如常飲食作息。詳細與醫師討論牙周病特殊的術後事項，例如：飲食、運動、服藥等，以減少日常生活不便的影響。

　　麻醉效用過後患者應能講話自如，在手術後維持營養均衡的飲食很重要，術後幾天盡量避免用手術部位咀嚼食物。如果手術後牙齒變得對冷熱比較敏感，通常在術後幾個禮拜會漸漸消失。

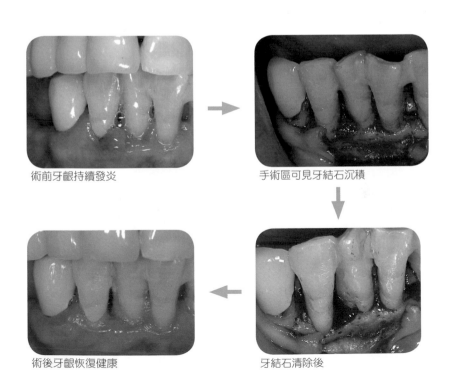

術前牙齦持續發炎

手術區可見牙結石沉積

術後牙齦恢復健康

牙結石清除後

通常手術後 5 ～ 10 天必須回診檢查，進行拆線及清潔傷口，接著可能需要再回診以便追蹤傷口癒合情形，並評估口腔衛生是否適當。

近年來最熱門的牙周手術

❶ 牙周再生手術

牙周再生手術是一種要求較高的牙周手術，其成功取決於多種條件的滿足，這些條件是：嚴格的適應症選擇；牙齦的炎症被有效控制；骨內缺損區中的肉芽組織應當盡可能被清除；生物膜片應與牙根面盡量密合，以保證無齦上皮長入；生物膜與骨缺損區的牙根之間應保持充分的空間，即足夠的膜根間隙；牙齦瓣應將生物膜完全覆蓋；術前術後有效的菌斑控制。

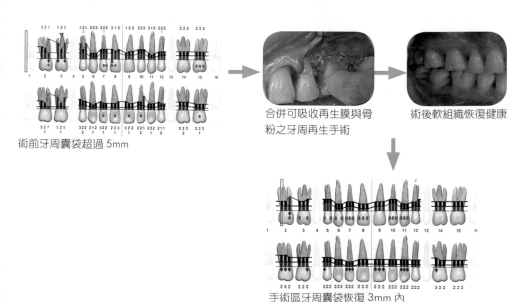

術前牙周囊袋超過 5mm

合併可吸收再生膜與骨粉之牙周再生手術

術後軟組織恢復健康

手術區牙周囊袋恢復 3mm 內

❷ 牙周整形手術

　　牙齦萎縮讓人在意的，除了牙根暴露、牙齒敏感等問題，牙齒看起來越來越長，而且牙齒和牙肉之間有個黑黑的洞，對美觀的影響確實很大。常有病人問，牙齦越來越萎縮是不是牙周病？牙周病造成齒槽骨流失，確實會使覆蓋在其上的牙肉越來越低。不過，牙周病只是造成牙齦萎縮的眾多原因之一，其他的原因還包括：

- **牙齒外型偏三角形，或是外型不良的假牙。**
- **牙周組織太薄。**東方人大多擁有較薄的軟硬組織，受到任何外力如矯正治療、夜間磨牙或潔牙動作，都比組織較厚的西方人容易萎縮，所以要加倍呵護。

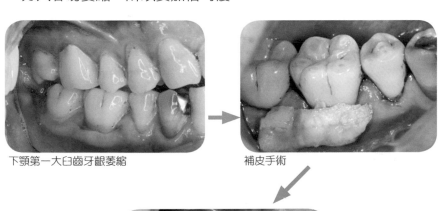

下顎第一大臼齒牙齦萎縮　　　　　　　　補皮手術

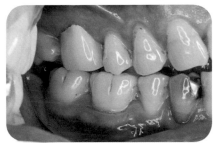

術後牙齦恢復健康，萎縮量減少

- **不當的口腔衛生習慣**。刷牙太過度，或是力道、工具使用不當，也很常造成牙齦萎縮。
- **年齡**。健康牙齦去除其他可能原因，會隨年紀有些許萎縮，此屬自然老化現象。

其他如唇繫帶拉扯、排列不良的牙齒也可能造成牙齦萎縮，所以必須先了解萎縮的原因，才能對症下藥。把病因移除，問題才會徹底解決。

口腔內的牙肉組織分為兩種，可以試著去拉扯牙齒周圍的牙肉，若是可以被拉動的就是「非角化組織」，也就是黏膜。另一種較白較硬，是不動的，分布在牙齒四周，叫做角化牙齦，現在簡稱牙齦。角化牙齦富含角質層，形成一堅固的上皮，可以有效的保護牙齒，不受外力或細菌的侵犯。通常牙齒喪失後角化牙齦也會慢慢消失，取而代之的就是較脆弱的黏膜。有些人先天不足，角化牙齦的質或量都不夠，在臨床上就容易發生牙齦退縮，牙根裸露、牙齒變長，也由於黏膜不耐刷，刷了會痛，患者通常不太敢刷，也會間接造成問題。

雖然研究指出，非角化牙齦不會比角化牙齦更容易罹患牙周病，但那是在有良好的刷牙方式下的比較，臨床上因患者不敢刷而產生問題的所在多有，所以角化牙齦不足可預先做手術處理，移植角化上皮，增加對牙周病的耐受度。

☺5 聽說用鹽巴刷牙可防牙周病,是真的嗎?

很多病人會聽信一些偏方,其實我不是很贊成,這些沒有科學根據的方式,有時不但不能達到預期的效果,反而傷及身體,導致「未蒙其利,先受其害」。

鹽巴或許有很多好處,但直接用它來刷牙可不是個明智的做法。因為鹽的顆粒很粗,用來刷牙很容易造成牙齒及牙齦的損傷,長期下來可能會出現牙齒凹溝、牙齦萎縮;而且鹽溶液會讓細胞水分流失,造成細胞的傷害。

前文提過,牙周病的元凶是一些厭氧細菌,我看不出鹽巴有任何消滅這些細菌的能力,也無法去除牙菌斑及牙結石,所以它如何能防治牙周病呢?

如果就是相信鹽的功效,那麼會建議市面上有許多含鹽的牙膏,效果會比直接使用鹽巴來刷牙來得好。

另外,還有人很喜歡使用蜂膠,說它能治喉嚨痛、牙周病、口腔潰瘍等;但我們從新聞中也看到有些人用了蜂膠後,竟然整個口腔燒灼,造成嚴重潰爛,這是因為有些蜂膠含了很高比例的酒精,對口腔黏膜及牙齦組織有很大的傷害。

總之,還是別輕信一些沒有科學根據的偏方,循正規方式來治療牙周病才是上策。

兒童牙齒問題

Q1 為什麼小孩剛換的新牙長得歪歪的呢？

很多父母一看到孩子剛長出的恆牙不是很正，就緊張地帶來看牙醫，深怕孩子的牙齒就這樣歪斜一輩子，要不就是急著問：「是不是現在就要牙齒矯正呢？」

其實父母都多慮了，恆牙的牙胚本來就不一定在乳牙的正下方，所以新牙略偏其實都是正常現象，不需特別做處理，一段時日後自然會長到正確的位置。

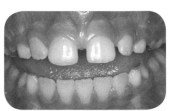

上顎門齒萌出後有歪斜的情形

不過也不能因此就毫不注意，若是牙齒已經完全萌出了，卻仍是歪七扭八，那就要考慮孩子是否有以下的狀況：

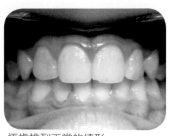

恆齒排列正常的情形

· 是否空間不夠，造成恆牙沒有足夠的空間排列整齊？
· 是否有埋伏的多生牙，擠壓到正常牙齒的排列？
· 孩子是否有吸吮手指或咬筆桿等不良習慣？

· 是否因為有鼻子不通而習慣以口呼吸的問題？

　　若是空間不足，暫時可能無法做任何處理，只能等到換牙接近尾聲時再來做矯正的評估；倒是要特別注意牙齒的清潔，免得因此而產生蛀牙。若是有多生齒，應該儘快將之拔除，干擾因素去除後，牙齒自然能回到常軌。

　　如果小朋友有一些不良的習慣，一定要靠家長多加注意，盡量幫忙戒除；有些矯正醫師也會幫小朋友在牙齒上裝個柵欄形的裝置，來協助糾正惡習。而孩子若有鼻子方面的毛病，一定要請家長多留意，以免造成牙齒排列上的問題。

🦷2 小朋友什麼時候應該開始看牙呢？

　　這是個沒有標準答案的問題，小寶寶只要開始長牙，就應該開始注意口腔健康；但太小的小孩實在很難乖乖地坐上診療椅，張口讓牙醫師看，所以通常會建議等 3、4 歲後再來嘗試看牙醫。

　　在這之前，小寶寶的口腔健康可是做父母的責任喔！

　　喝完奶後最好能用沾水紗布在寶寶的新生牙及牙齦輕輕擦拭，把乳垢擦乾淨；如果不方便馬上擦，也應該在喝完奶後多喝一點開水，盡量把殘乳沖洗掉。

　　一旦發現小朋友的牙齒有異狀，還是應該找牙醫師檢查（例如顏色改變或遲遲未長出來）；如果實在無法配合，我們會建議轉到醫院的兒童牙科或專科診所，交給專科醫師來處理。千萬不

要拖延，免得造成難以收拾的奶瓶性齲齒。

　　進入換牙期的學童（約 6 ～ 13 歲），建議約 3 個月就檢查一次牙齒。因為乳牙大概平均 3 個月換一顆，為了避免太晚發現換牙，而造成恆牙的排列不整，確實有必要 3 個月檢查一次，而且一旦養成定期檢查後，很多的小問題都可以提早解決，根本不會拖成大問題。

　　重要的是，家長本身的觀念要正確，自己以身作則定期看牙科，小孩就不會恐懼；更不要動不動以「帶你去給牙醫拔牙、打針」作為威嚇的口頭禪，才能讓小朋友不把看牙齒視為畏途。

　　我一直相信，乳牙能照顧好，恆牙絕對差不到哪裡去。而乳牙的健康有大半的責任在家長，要當個稱職的現代父母，可不能輕忽這一點！

3 乳牙需要塗氟嗎？

　　氟化物對於預防蛀牙的效果早已獲得證實，所以有的國家會推行飲水加氟，減少兒童的蛀牙率，成效也相當不錯；臺灣因為自來水還不適合生飲，所以並沒有這項政策，於是塗氟或吃氟錠就成為其他補充氟的方法了。

　　大多數的研究發現，氟離子會取代牙齒表面一種氫氧離子，結合成另一種氟化磷酸鈣，具有抗酸蝕的能力，又能讓導致蛀牙的細菌不易附著在牙齒表面，減少了蛀牙的產生。

此外，一些研究也發現，青春期前的孩子補充氟化物的吸收效果最佳，之後無論塗氟或吃氟錠，能影響琺瑯質的程度有限，所以若家長想為小朋友塗氟或補充氟錠還是要趁早。

原則上，只要小朋友能接受牙科治療就可以開始塗氟，之前可以採吃氟錠的方法；塗氟原則上是半年一次，現在健保有給付5歲以下小朋友塗氟的費用，家長不妨善加利用。

而目前很多縣市的小學也有在推廣含氟漱口水，在老師的監督下一週使用 1 ～ 2 次的含氟漱口水，也有不小的成效，希望能有效控制學童齲齒率過高的問題。

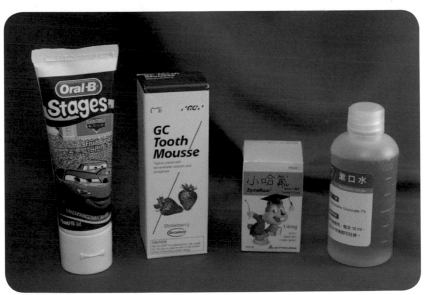

各式含氟用品，包括含氟漱口水、氟膠、含氟牙膏等

不過凡事過猶不及，氟的補充亦是如此；如果已經在吃氟錠了，就不需要額外再塗氟或用含氟漱口水，否則有可能因吸收了太多的氟而造成副作用。比較常見的是，牙齒表面出現咖啡色的斑點（俗稱氟斑齒），而若一次不小心吞下太多氟，則可能會有惡心、嘔吐或肚子痛的症狀；這時可以趕快給小朋友喝一杯牛奶來中和過多的氟離子。

建議可以依照家中小朋友的狀況，來替他們增加牙齒的抵抗力。

🦷4 小朋友換牙該讓它自然脫落嗎？

大約 6 歲開始長出第一顆大臼齒起，小朋友就宣告進入混合齒列期，也就是乳牙與恆牙並存的階段；此後的 6、7 年間，就會經歷斷斷續續的換牙過程，很多家長在小朋友要換第一顆恆牙時，都非常緊張，深怕會不會出問題。其實，真的不必太過大驚小怪。

這個階段最常遇到的問題是：怎麼新牙已經長出來了，乳牙還沒掉呢？

其實恆牙的牙胚不一定在乳牙的正下方，所以當恆牙慢慢萌發時，可能會從乳牙的後方或前方竄

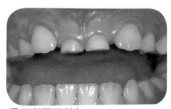

乳牙與恆牙並存

出，於是就有恆牙出來了，乳牙卻還在的狀況。這時通常牙醫師都會建議把乳牙拔掉，讓恆牙長回它應該長的位置；但是有的家長一聽到要拔牙，就覺得危險性很高，深怕自己的小孩會發生不測。

遇到這種狀況時，牙醫師會先看一下那顆乳牙的搖動狀況，如果搖動得很厲害了，就會告訴家長讓小朋友自己努力把它搖掉，或是請家長買顆蘋果給小朋友啃，說不定一啃就自然把乳牙給弄下來了。但若是搖動狀況不明顯或根本沒動，那還是要對家長曉以大義，免得到頭來若恆牙真的回不到正軌時悔不當初。

通常有了一次換牙經驗後的父母，就比較能以平常心來看待後續的換牙。也有的小朋友很自動自發，每每有牙齒開始搖動，就自己拚命搖下來；反而讓家長很擔心，怕小孩自己搖得不徹底，還有殘留部分沒掉乾淨，其實這也是家長多慮了。

所以簡單一句話，能自己搖掉就自己搖掉，不能自己搖掉就帶去給牙醫師拔吧！

5 我的孩子「舌根太緊」怎麼辦？

臺語說「舌根太緊」，醫學名稱為「舌黏連」（Ankyloglossia）。在過去一直被認為與嬰幼兒的幾個毛病有關係。除了導致吸奶餵食的困難，以及會引起牙齒長得不好，被歸咎最厲害的是它會影響幼兒學習講話的能力。

其實，所謂的「舌黏連」是指，因舌繫帶的關係導致舌頭無法伸出嘴唇之外。

舌繫帶位於口腔底部。在胚胎發育期間，我們的舌頭黏著於口腔底部。到出生時，90％以上的新生兒會有一個前端圓鈍，但前後上下活動自如的舌頭，嬰兒也就能完成早期吸奶及吞嚥的動作。隨著年歲的增長，舌頭的前端會再延長，逐漸變成圓尖形；且舌繫帶亦會再退縮，使舌頭的靈活度增加以便開始講話。

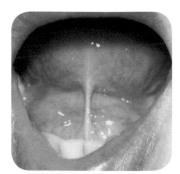

舌繫帶太短造成的舌黏連

其實根據統計，真正會產生問題的舌黏連病例並不多，大約一萬個新生兒中不到五個；而這不到萬分之五的患者真正引起講話口齒不清的又更少了。

就算不開刀，大部分被誤以為因舌繫帶所造成的困擾，都能在兒童口語能力大幅上升的 4～5 歲左右，獲得改善和解決。

當考慮是否為舌繫帶黏連引起發音問題時，有幾個原則可當作指標：

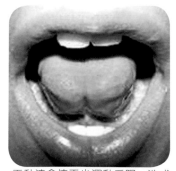

舌黏連會使舌尖運動受限，造成口齒不清

- 假若小孩的舌頭可以舔到嘴唇，由外面也可以看到，那舌頭是能夠正常發音的。因此，舌繫帶便不是發音不正的罪魁禍首。
- 舌繫帶嚴重黏連導致舌頭無法靈活運動，在新生兒即可發現。早期一定會影響吸奶，其手術矯治應在新生兒期完成，以免影響到吸食吞嚥的順利。
- 幼兒大部分常用的聲母與韻母其正確構音能力在 4～5 歲之間成熟。若懷疑舌黏連導致無法正確構音，滿 5 歲時應是最好評估的階段。

　　舌繫帶的手術其實不難，危險性也不高。但引起出血、感染，以及體質性異常結痂仍時有所聞；還是必須請有經驗的口腔外科醫師來執行。

🦷 6 小朋友如果要做矯正，何時開始比較恰當？

　　如果小朋友的乳牙排列得很密、很整齊，我通常會告訴家長不要高興得太早，這樣的小朋友將來恆牙紊亂的機率非常高；相反的，乳牙牙縫大、講話會漏風，將來恆牙應該會很漂亮。

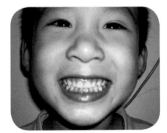

乳牙排列很密很整齊

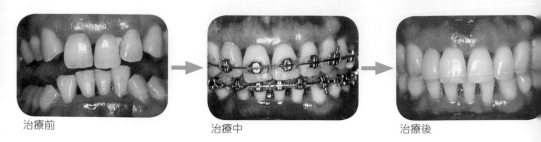

治療前　　　　　　　　　治療中　　　　　　　　　治療後

　　為什麼會如此呢？因為我們的恆牙要比乳牙大得多，但是牙弓成長的幅度有限，所以如果乳牙太密，換牙後牙弓就容不下比較大的恆牙，當然比較容易參差不齊了。

　　如果家中小朋友也有同樣的情形，也不必太著急，因為太早做矯正的意義並不大，還是應該等換牙換到一定程度後再來評估，通常是 10～11 歲是比較適合的時機。因為此時大概只剩後面 1、2 顆乳牙沒換，若真的需要做矯正，這時可以借力使力，既省時又省力。

　　有時也未必非做矯正不可，有些矯正醫師在評估後，可能會建議以序列性拔牙來做預防性處理；也就是將乳牙的犬齒、第一大臼齒及恆牙的第一小臼齒依序拔掉，把空出的空間用來讓其他的恆牙排列整齊，這樣或許可以省去戴牙套矯正的麻煩，但恆牙會少掉一顆。在此要特別提醒，這必須經過矯正醫師評估後，若適合這麼處理，才建議使用。

　　當然如果錯過了最佳時機，也不代表就為時已晚，只是一旦所有的恆牙都換完才開始矯正，所需的時間就會變長。不過，有時晚一點矯正也有好處，因為此時多半是患者自己有意願，並非是被家長逼來的，所以配合度通常很高，效果也比較好掌握。

　　如果是被爸媽強迫來做矯正的，常常做得心不甘情不願，一下忘了這個、一下又忘了那個，得靠家長盯得緊，所以往往是一個人做，卻累翻了一大堆人。因此，有些情況是機會比時機更重要。

7 我的孩子恆牙一直長不出來怎麼辦？

　　大部分的小朋友一旦乳牙開始出現鬆動，大概就是要換牙的前兆，此時只要將乳牙拔除，恆牙很快就會順勢而出。

　　然而有些小朋友，乳牙已經掉了一段時間，卻遲遲未見新牙萌出；臨床上這樣的個案不算少，有幾種原因會出現這情況：

- ・過早拔除乳牙，牙齦癒合後造成恆牙萌出的阻力增加。

- ・小朋友的牙齦纖維細胞生長速度太快，使牙齦過度增生，阻擋恆牙長出。

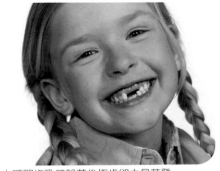

上顎門齒乳牙脫落後恆齒卻未見萌發

- 有多生牙擋住，使該長的牙無法順利萌發。
- 恆牙方向不正，可能橫著長，所以無法萌出。
- 先天就缺某顆恆牙，當然無法長出。

　　如果是第一種原因，牙齒多半還是會自行萌出，只是時間會延後；我們通常會建議家長先觀察看看，若半年後仍未長出，才考慮在牙齦上切開一個切口，幫助恆牙萌出。第二種原因則大概都需要切開牙齦，因為這種增生過度的牙齦非常堅韌，牙齒幾乎是無法自然萌出的；就曾遇過一個小病人全口乳牙都是靠切開牙齦才順利換牙的，十分辛苦。

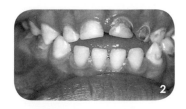

　　第三種狀況一定要把多生的牙齒拔除，這可能需動用手術方式，一般會建議請口腔外科的醫師來執行。第四種原因更麻煩，要先由口腔外科醫師以手術將牙齒暴露出來，再請矯正醫師裝上矯正器慢慢將牙齒拉回正常的方向，所需的時間也較久。最後一種狀況只有兩種選擇，要不就是保留乳牙當恆牙來用，要不就是拔掉乳牙後再以假牙來重建。

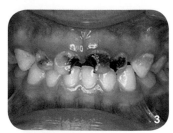

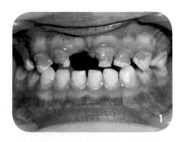

1～3 典型的奶瓶性齲齒

這些狀況都需要用 X 光來做正確的診斷，如果家中小朋友也有同樣的問題，記得儘早找牙醫師處理，才不會影響小朋友的發音、咀嚼功能與自信心。

8 什麼是奶瓶性齲齒？

奶瓶性齲齒，是一種好犯於 1～2 歲幼兒的的蛀牙形態。蛀牙最先發生在上顎門牙區，經過一段時間後，上下的乳臼齒也會蛀掉。

造成奶瓶性齲齒的原因，可以分四方面來說：牙齒、細菌、飲食中的醣類、時間，四者缺一不足以形成。此種形態的蛀牙是乳牙萌出後，父母或照護者把變形鏈球菌經餵食傳給寶寶，一段時間後造成可發酵醣類滯留在牙齒周圍，因而導致齲齒。

與奶瓶性蛀牙關係最密切的細菌是變形鏈球菌。當嬰兒開始長牙後，變形鏈球菌就在牙齒表面繁殖。此種細菌的最大來源是嬰兒的父母或餵食者，而主要傳染媒介就是經由口水。牛奶、母奶、果汁、飲料、蜂蜜、糖水等，都含有不同成分的可發酵醣類，經變形鏈球菌分解後就會產生酸性物質，若沒有清乾淨便造成牙齒表面脫鈣。

最先被侵犯的牙齒是上顎門齒，一方面這些牙先萌出，另一方面因口腔的解剖形態，使食物滯留在上脣和門牙之間。若不當的餵食習慣持續下去，蛀牙也會波及上下顎乳臼齒，而下顎門齒

由於受到舌頭的保護與唾液的沖洗，所以是乳牙中發生蛀牙機率最低的牙齒。

　　餵食的次數及每次餵食時間的長短，都會影響奶瓶性齲齒的嚴重性。睡眠時口腔唾液分泌及吞嚥動作都會減少，因此含著奶瓶睡覺時，所吸入的乳汁就浸泡在上顎乳門牙周圍，而使萌發的乳牙蛀牙。奶瓶性齲齒到某一程度，就會引起牙疼，輕微時可藉由填補蛀洞來修復，嚴重時會造成齒髓炎，甚至引起顏面膿腫，而必須做根管治療或拔除。

9 怎麼幫小朋友潔牙呢？

　　由嬰兒出生開始，不論餵牛奶或母奶都抱著餵，最好能在 20 分鐘內餵完。未長牙之前，每次餵食完後可拿溼紗布或毛巾抹去口腔內的奶渣，而牙齒萌出以後，就可以開始使用軟毛牙刷為嬰兒刷牙。而在所有乳牙都萌出後，可以開始幫他使用牙線（約 2～2 歲半之間）清潔牙縫。

　　使用紗布時，請以乾淨的紗布捲在食指上，略沾清水，在口腔內或已長出的乳牙上來回輕拭。

　　當使用幼兒牙刷時，請選用刷頭較短，刷毛較軟的牙刷，讓幼兒躺或靠在自己的大腿或小腹上；刷牙時，須注意刷毛所接觸的刷洗部分，以避免刷痛牙肉為原則。這個動作可由父母共同協力完成，一位固定幼兒的頭部防止他亂動，另一位則進行潔牙的工作，也可藉此增進夫妻互動。

　　當孩子不會將漱口的水吞下去時（約 4、5 歲左右），即可開始使用兒童牙膏，但這並非必要的。最好選用含氟牙膏，口味不要太刺激；睡前刷一次，三餐飯後也盡可能刷乾淨。

　　偶爾也可以試著讓幼兒自己刷，小孩的模仿力強，2 歲以上的小孩已有能力「玩」牙刷，使他及早養成良好習慣。但家長應在旁指導及鼓勵，一來防止幼兒因錯誤方法傷到自己，另一方面也藉由讚美增加幼兒刷牙的動機。

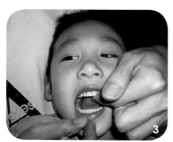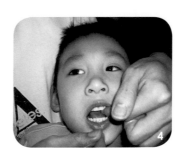

1~2 幫小朋友刷牙

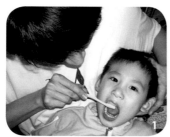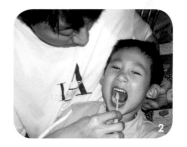

3~4 幫小朋友用牙線

🦷 10 小朋友刷牙一定要用兒童牙膏嗎？

1歲半到2歲半之間的幼兒，後面的乳臼齒會陸續長出，可嘗試用兒童牙刷幫他刷牙。不一定需用牙膏，只要用牙刷將牙齒外側、內側及咬合面清乾淨即可；牙縫較緊時，可使用牙線清除夾在縫裡的髒東西。當小孩已會將含在口中的水吐出來時，就可以試著用兒童牙膏來刷牙了，因為牙膏中的氟化物有降低蛀牙的效果。

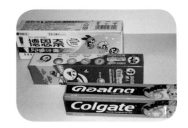

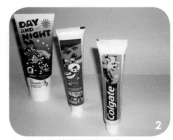

1~2 市售常見兒童牙膏

幼兒應選用氟化物含量較低的兒童牙膏，並要限制所用分量為一粒黃豆般大小，因為發育中的幼兒若吸取過量的氟化物，他新長出的恆齒會出現黃棕色斑點或線條，這類牙齒稱為氟斑齒。所以家長宜控制用量，且盡可能不讓寶寶將牙膏泡泡吞下。

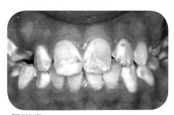

氟斑齒

　　另外，有的家長會把自己用的牙膏給小朋友用，這樣做並不恰當，因為，成人牙膏和兒童牙膏不同。成人牙膏會加入薄荷或針對特殊牙齒狀況有療效的一些化合物，這些成分並不適用於兒童。

　　一般 2 歲以上的兒童牙膏，小孩吞下微量應不會有問題，建議 10 歲後再換成人牙膏。

　　還是要再強調一點，刷牙時，牙刷的選擇遠比牙膏重要，尤其是小朋友若不能接受牙膏的味道或泡泡時，不必勉強使用兒童牙膏；現在廠商為了讓小朋友願意使用，已開發許多不同口味，家長可依小朋友的喜好選購。

（Ｗ11） 小朋友需要做假牙嗎？

　　是的，有兩種狀況可以做牙套重建：

❶ 乳牙發生嚴重蛀牙，造成缺損過大，無法填補。
❷ 乳牙已蛀到神經，做完根管治療後的保後措施。

　　只是小朋友的牙套多是現成的，只要稍事修整，就可以裝置在牙齒上，不必像成人製作假牙的過程那麼繁複。

　　做好的假牙將來會隨乳牙的更換一起脫落，不會影響恆齒的發展。

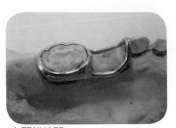
空間維持器

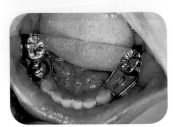
空間維持器裝置於口中的情形

　　但若是蛀牙太嚴重，以致於在尚未換牙時就已經提前脫落，這時就不建議像成人做牙橋的治療；取而代之的建議是，做一個空間維持器的裝置，目的是將這顆牙的空間保留住，以免前後的牙齒將這個空間占據，導致將來恆齒沒有足夠的空間萌發。

　　另一種狀況是，小朋友已經換完的恆齒出問題，不管是撞斷、蛀牙太嚴重，或是做完根管治療，這時該不該做假牙就有待商榷。

　　因為恆齒大約要到 16 ～ 18 歲才能達到穩定的位置，所以有些牙醫師會建議假牙不妨等到牙齒穩定後再做，在這段過渡期就先以暫時性的假牙來膺復；但也有另一些牙醫師則認為先做無所謂，可以等將來若覺得有更換必要時再換新的假牙。

　　不管是乳牙的假牙，或是恆齒的假牙，都屬於自費的項目，健保並不給付，接受治療前請先向醫師詢問費用。

其他牙科疾病

🦷 1 牙齒敏感怎麼辦？

牙齒遇冷遇熱會酸軟敏感，是很多人揮之不去的夢魘，讓人面對美食時，總有不敢暢快享用的顧慮，究竟什麼情形會造成牙齒敏感呢？

最常見的原因當然是蛀牙，只要蛀到象牙質，就會開始出現酸痛感；此時只要經過適當治療，就可以解決困擾。

但有很多狀況是牙齒並沒有蛀，卻仍然出現酸軟，最常見的就是牙齦萎縮造成的牙根裸露，牙根處沒有琺瑯質包覆，一旦裸露出來，很容易有敏感症狀。

造成牙齦萎縮的原因很多，牙周病及刷牙方式不當的傷害最為常見，不當的填補物或假牙也是可能的因素。另一類是牙齒磨損得太厲害，把咬合面的琺瑯質磨掉了，也會造成敏感；通常發生在很喜歡吃硬或粗糙食物的人（包括嚼檳榔），或是夜間會磨牙的人。

原因這麼多，要如何解決呢？如果是牙齦萎縮造成的牙根裸露，我們會嘗試在牙根表面做一些處理，包括：塗一層隔離劑、補一層樹脂或以高濃度氟化物來處理，甚至現在還有雷射治療，或是使用去敏感的牙膏來刷牙；這裡的每一種方法都未必百分百有效，所以有時可能要合併使用。

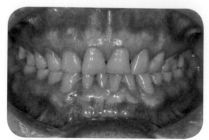

因磨牙導致肌肉痠痛咬合喪失等

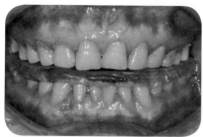

咬合板裝戴

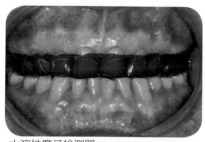

水溶性磨牙檢測器

近年有一些新的抗敏感產品，這個特殊的牙膏含有牛奶所提煉的酪蛋白磷酸胜肽——非結晶型磷酸鹽，能加強唾液再鈣化的功能。同時含有飽和鈣離子及磷酸鹽離子，可增加唾液中礦物質的含量。也具有中和口中酸性，以及舒緩過敏性牙齒的效果，因此在一般超市所購抗敏感產品，可以搭配在牙科診所購買這一類進階產品使用。

如果是磨損過度，那先要改變的是自己的飲食習慣，才不會持續損耗齒質，尤其一定要戒檳榔。有磨牙的人可能要尋求顳顎關節障礙的專科醫師，必要時須做咬合板來保護牙齒及顳顎關節。

　　如果上述的方法都無法解決牙齒酸痛，那最後的手段就只好做根管治療，把牙齒神經拿掉以求一勞永逸了。

有關磨牙的相關資訊

　　發生於成人身上的磨牙，可能是睡眠品質不佳的警訊。很多人以為磨牙會讓自己睡得很差，其實這是倒果為因的錯誤認知。磨牙本身並不可怕，但睡不好卻會磨牙，因此當觀察到枕邊人有夜間磨牙的現象，應該去關注另一半睡眠品質的問題。

　　像是身上有疼痛睡不好，或是因為壓力、情緒緊繃、焦慮，半夜一聽到小聲響就很容易驚醒的人，便很容易磨牙。而且當睡眠的連續性被打斷，不僅因為睡不飽，白天精神狀況不佳，容易想睡而打亂工作步調；同時，人在熟睡當下，交感神經活性下降，心跳會跟著漸漸變慢、血壓也會較低，但是突然驚醒，交感神經活性一上升，血壓就會突然飆升。

　　如果是心血管疾病患者，一個晚上歷經好幾次血壓的巨幅震盪，容易對血管造成不必要的壓力，因此這種過度驚醒式的睡眠必須儘快改善。另外，罹患睡眠呼吸中止症也會引起磨牙，因此惱人的磨牙其實與睡眠障礙息息相關。雖然令人焦慮的磨牙在生活中並沒有特別的預防方法，但只要能改善睡眠品質，通常也能跟磨牙說再見。

🦷2 懷孕時牙痛怎麼辦？

其實媽媽們在準備懷孕前，就應該先把口腔問題處理好，這樣在懷孕期間就不用為了這方面的問題而困擾。

不過如果真的發生牙痛，還是得想辦法減低疼痛。我們若將整個懷孕期區隔為三個階段，每個階段大約 3 個月，那第一個階段和最後一個階段都不太適合接受牙科治療。

懷孕前 3 個月，胚胎還不是很穩定，此時並不適合照射 X 光或打麻藥，因為可能導致畸胎，或是胎兒著床受到影響而流產。再者，任何具侵入性的治療也都不被建議，一切要等胎兒穩定再考慮。

最後 3 個月，孕婦已進入待產階段，同樣不適合進行太積極的牙科治療，主要是顧慮到這些治療可能會造成孕婦的情緒緊張，而發生早產的問題，打麻醉也一樣有這樣的顧慮，不可不謹慎。

所以只有中間 3 個月是比較適合牙科治療的，這邊特別強調也只是「比較」而已。可能牙醫師還是會採取保守的方式先暫時處理，若要徹底的治療，還是會建議等生產後再說。

如果緊急性的處理可以暫時緩解疼痛，可能問題不大；但若是處理後還是無法控制疼痛，會建議兩條路：一是先靠止痛藥控制，二是到大型醫院牙科做處理。畢竟在醫院裡治療，若遇突發狀況時，可以在第一時間照會婦產科醫師，比較不會措手不及。

但是千萬不要自行到藥房隨便買止痛藥吃,請記住吃下去的藥很可能影響到腹中的胎兒。若一定要吃止痛藥,也務必請婦產科醫師開適合孕婦吃的處方藥,而且一定要按指示服用,不可自行任意增量,畢竟這只是緩兵之計,絕不是最佳的解決之道。

3 殘留牙根究竟要不要拔?

有很多人牙齒蛀了就不管它,反正也不痛了,於是就這樣一直放著;慢慢地,這顆牙開始崩裂、脫落,最後可能只剩牙根殘留在牙齦裡。

等到哪天要做假牙時,牙醫師一定會說:「這些殘留牙根一定要先拔除。」這時病人通常都會想問:「它又不痛,幹嘛一定要拔?留著難道不行嗎?」

其實殘留牙根拔不拔的問題,確實有兩派的意見;一派主張一定要拔除,因為這些殘留牙根就像一顆不定時炸彈,萬一哪天引爆了,很可能發生蜂窩性組織炎、骨髓炎等嚴重後果。

另一派的醫師則認為:只要能把根管治療處理好,其實留下牙根也不盡然全無優點;因為牙齒一旦拔除後,齒槽骨就會慢慢吸收,變得沒有原來那麼豐隆,這樣無論在美觀上或製作假牙(特別是活動假牙)時,條件都比較不好。

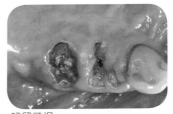

殘留牙根

像這樣有爭議性的觀點，通常我都會有所折衷，依病人的屬性來給予不同的建議。如果這個病人根本就不注重口腔衛生，那我會毫不考慮地建議他拔除殘根，因為這種人發生後續問題的機率太高了。

但如果患者的口腔清潔做得還不錯，牙齒可能是因為撞斷才只剩牙根，且根管治療也很完善；或是患者年紀實在太大，拔牙有一定的風險性；或是為了讓牙齦有更好的支撐能力時；就會考慮讓牙根留下來。但先決條件一定要是：根管治療很徹底，且患者確實維持衛生，並定期回診追蹤。

4 撞斷牙齒怎麼辦？

不管是不小心跌倒，或是車禍撞擊，還是被人毆打，牙齒撞斷發生率都很高，其中又以門牙最高，這是因為它所處位置的關係。不過，許多人在牙齒撞斷的第一時間內，通常不知該如何處理。

當牙齒撞斷時，其實先不必慌張，把斷掉的部分保留下來，可以給牙醫師一些診斷上的參考。站在牙醫師的立場，如果能保留的牙齒，一定盡量保留，不會輕言拔除，所以當病人捧著斷牙進來時，審慎評估折斷程度是一件很重要的事。

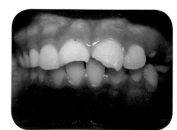

正中門齒切端撞斷的情形

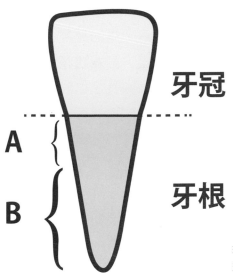

牙冠

A {

牙根

B {

若斷裂位置在圖中 B 區之下端，先
追蹤觀察；若斷裂位置在 B 區之上
端，先固定再視狀況做根管治療

　　一般而言，若斷裂的部分只涉及牙冠的琺瑯質，問題比較
小，可能僅須把斷面磨平整後觀察即可。若是斷裂到象牙質層，
但沒有牙髓裸露，只要神經測試一切正常，可以加以填補或做
牙套。若斷面已達牙髓層，可能就需要根管治療，並以填補或
做牙套的方式重建。

　　如果斷裂的部位在牙根，而牙齒並沒有脫出，要先照 X 光確
認斷裂的方向及位置，來決定治療方式。假如斷裂的方向是水平
的、在根尖三分之一處，原則上不太需要治療，只要定期追蹤就
好；如果在牙根中段，則需注意牙齒有否晃動，可能需將牙齒與
鄰牙固定 2 ～ 4 週，直到其恢復穩定。

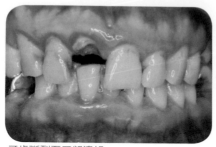

牙齒斷裂至牙齦邊緣

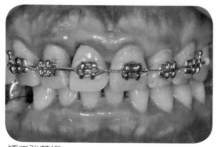

矯正強萌術

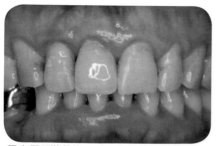

固定假牙裝戴後

若斷裂為斜向的，要視所剩牙根的長度多寡，如果過短，可能建議拔除；如果長度夠長，也許可以考慮採用牙冠增長術，或是以矯正的方式將牙根拉出一些，以便日後做牙套復形。倘若斷裂的方向是垂直的，這種狀況是最差的，一般都難逃拔除的命運。

另一種治療方式是利用「強迫萌出」將牙齒斷裂部拉出，再進行復形處理，用矯正方式將牙根拉出來增加臨床牙冠長度，並可調整牙齦高度和鄰牙協調，但要加上矯正額外的時間及費用，且必須經過審慎的檢查評估才可達到預期的美觀。

　　強迫萌出是刻意給牙齒冠狀方向的力量，對牙齦及牙周韌帶產生拉扯之張力，拉長了牙齒及齒槽骨之間的牙周韌帶及牙齦纖維，使牙齒及牙周組織朝冠狀方向的移動，在張力區的齒槽骨壁產生新生骨沉積。

　　強迫萌出可用於治療：

· 牙齦下或骨下之牙根在冠狀三分之一牙齒的病變：包括蛀牙、牙齒斷裂、牙根吸收、牙根破損等。

· 補綴物侵犯到生物性寬度。

· 不適合手術拔牙的患者所做的慢性拔牙。

· 植牙區硬組織及軟組織的塑型。

· 阻生齒及外傷。

　　強迫萌出可分為慢速和快速兩種類型：

❶ **慢速（約 1 ～ 2mm ／月）**：齒槽骨會跟著牙齒往冠狀方向移動，臨床牙冠的長度不會改變，之後須再做牙周手術或做骨頭及牙齦的修整。

❷ **快速（約 3 ～ 4mm ／月）**：因為速度較快，牙周纖維受損，類骨質形成受限，因此齒槽骨不會跟著移動。軟組織的改變通常在穩定期才出現，拉的力量越大速度越快，軟組織的改變就會越慢才出現。一些學者提出在快速強迫萌出術時可合併齒槽骨脊上牙齦切斷術，來限制齒槽骨及牙齦往牙冠方向移動，可減少復發及維持期的時間。

強迫萌出的力量不可過大，才不會對鄰牙造成下壓內縮的力量，而導致牙髓壞死。一個成功的強迫萌出案例有四個重要因素：病例的篩選和牙根的準備、適當的矯正力量、萌出後的固定，以及贋復物的製作。必須由根管治療科、牙周病科、矯正科、贋復科協同完成。

小朋友的乳牙若遇到同樣的問題，其處理原則大同小異，但是因為乳牙會更換，所以家長也不必過度擔心，只要沒有傷到底下恆牙的牙胚，屆時換牙後又是完好無缺的新牙。

🦷5 牙齒因外傷脫落怎麼辦？

前文談的是牙齒斷裂，那如果整顆牙齒給活生生撞掉了又該如何呢？還是老話一句：不要驚慌。只要把握原則，在 30 分鐘內把牙齒帶到牙科，應該都還能成功地種回去；若拖延過久，成功率就會大大降低。

牙齒脫落後，在到牙科前，先要做一些緊急處理：把掉的牙齒以乾淨的水沖洗一下（最好能用生理食鹽水），然後放回原齒槽窩中；如果不能復位，也可以放在自己的舌下或唇齒之間的前庭區，讓唾液浸泡。如果都不行，就將牙齒泡在生理食鹽水、冷牛奶或自來水中，再趕緊到牙科處理。

這裡要注意兩件事，第一是就診時間要儘快，最好在關鍵的 30 分鐘內；第二是處理方法要正確，不要刮洗牙根表面或用藥水清洗，以免破壞牙周韌帶，造成植回失敗或牙根黏連。

一般而言，越年輕的恆牙（牙根尖尚未完全成形）再植回後，牙髓通常還能再繼續生長，不一定需要做根管治療，就幾乎可以恢復原來的狀態。若是牙根尖已經成熟的恆牙，則多半在植回後牙髓會壞死，所以會建議在植回後 1 個月進行根管治療。

倘若就診不及，拖過了植回的黃金時間，則只能在急診時於口外完成根管治療後，再植回齒槽窩，但這種治療預後是所有狀況中最差的。

再植回後通常要靠鋼絲或釣魚線，把此牙根其他穩固的牙齒固定起來，時間至少一個月以上，這段時間盡量勿用患部咬東西，也不建議用牙刷去刷患部，可以改用漱口水，小心保護可提升成功率。

不過，這裡講的牙齒脫落是指受外力撞擊造成牙齒脫離齒槽，如果是因牙周病已經搖動到自行脫落的牙齒，就無法再種回去了，因此好好維持口腔清潔還是最重要的。

6 有多生牙怎麼辦？

多生牙顧名思義，就是多於正常數目的牙齒，一般都是在做其他牙科治療經照 X 光才偶然被發現的。

多生牙有 75 % 發生於上顎前牙，最常見的就是楔牙（Mesioden）。楔牙通常位在正中

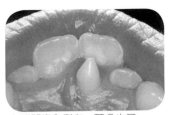
上顎門齒內側有一顆多生牙

門齒之間，包埋於上顎骨或軟組織之內；其他常見的多生牙是上顎第四大臼齒、下顎第三小臼齒及多生性上顎側門齒。產生原因有可能是遺傳。

那麼多生牙一定需要拔掉嗎？不拔掉有沒有什麼影響？拔掉會不會有危險性？

如果其他牙齒都已經萌出，位置也都正常，那保留多生牙或許也沒什麼關係，雖然也有醫學報告指出某些多生牙有可能轉變成囊腫，但機率並不高。但若是此顆多生牙阻礙其他正常牙齒的萌發，或是把正常牙擠到不正常的位置，牙醫師還是會建議將其拔除。

這樣的牙齒要拔除，難度當然要比一般牙齒高，尤其是如果牙齒還包埋在齒槽骨內，就會建議轉診給口腔外科的醫師來做拔除。這只是一項門診手術，危險性不高，不必過度擔心。

所以若被牙醫師告知，為了健康或美觀的理由應該要拔除多生牙，建議還是要配合喔！

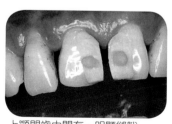

上顎門齒中間有一明顯縫隙

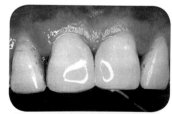

縫隙經光聚合複合樹脂填補後

🦷7 門齒中間有縫怎麼辦？

門齒中間有縫（Diastema）是不少人面臨的問題，尤其中國人認為門齒有縫隙會導致漏財，所以很多有此困擾的人都會找牙醫師補救。

臨床上我們要先確定，是否有多生牙卡在兩顆門齒之間？若有的話，其實只要將多生牙拔除，門齒間的縫隙就會自行關閉。若沒有多生牙，則臨床上常用三種方式解決：

1 利用光聚合樹脂類的材料，在兩顆牙中間的縫隙補起來。這個方法的好處是所需時間最短，費用也最省；但缺點是比較不持久，且一段時日後，樹脂可能會吸附色素，造成顏色改變，影響美觀。

2 做個牙套將兩顆門齒套起來，利用牙套來關閉縫隙。這個方式的優點是不會有脫落及變色的問題，但需時約1週，費用比較貴些，而且原本完好的牙齒可能要為了套上牙套而必須磨小，會損失部分琺瑯質。

3 利用齒列矯正的方式將門齒拉近，以達到關閉縫隙的目的。這個方法可說是對牙齒影響最小的一種，既不必磨小牙齒，也不怕填補物脫落的問題；缺點是所需時間最長，約半年左右，過程比較不舒服；費用也是三種當中最昂貴的。

這三種方式各有優缺點，很難說哪一種最好，可以依自己的經濟狀況、時間容許程度來選擇最適合的方式。當然若不這麼迷信或介意美觀，也可以不處理，把它視為一項個人特色。

8 牙齦常出血怎麼辦？

很多人發現，刷牙時只要牙刷輕輕碰觸牙齦，就會滲出血來，這種情況時好時壞，有時啃個蘋果或咬根甘蔗，也會留下血咬印；嚴重時，早晨醒來會發現枕頭上留有血漬，吐出的第一口痰還帶著血塊。

患者來掛牙科時通常都會很緊張，以為自己得了什麼嚴重的病，或是缺乏什麼維他命；但我們一聽到患者的陳述，大概就知道這是標準的牙齦炎。

牙齦炎可說是牙周病的前期反應，它的臨床表徵就是牙齦紅腫，雖然不痛不癢，卻很容易在刷牙時有出血的情形。以前曾一度把這個問題歸結於缺乏維生素 C，但現已證實與牙菌斑有關；因此，如果不把牙菌斑去除掉，只補充維生素 C 是於事無補的。

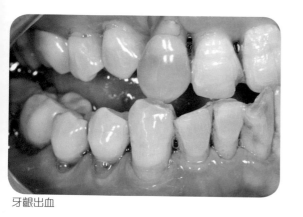

牙菌斑中有許多導致牙齦發炎的細菌，這些細菌所釋放的外毒素，會使牙齦組織微血管增生並充血，因此只要輕輕碰觸就容易出血。要去除牙菌斑，清潔牙齒當然是最重要的方法。

牙齦出血

正確使用牙刷及牙線，可以有效地控制牙菌斑生長，只要把牙菌斑除去，牙齦發炎的狀況就能很快獲得改善。尤其是使用牙線對牙齦出血的助益更是顯著；有醫學報告指出，每日使用牙線的次數與牙齦出血的改善有著相當微妙的關聯性，一天若使用 3 次牙線者，牙齦出血可以降到最低，超過 3 次後也不會更低；次數越少，牙齦出血的機會就慢慢增加，而完全不用牙線的人，最容易造成牙齦出血的問題。

若使用牙刷牙線後，發現還是無法控制牙齦出血，就該前往牙科請牙醫師看看。因為問題可能不是牙齦炎那麼簡單，或許已經進展到牙周病的階段；此時就必須用專業的方式，來去除黏結在牙根周圍的牙菌斑與牙結石。只要把這些因素控制好，牙齦出血就不再是困擾。

9 為什麼牙齒很容易缺損？

很多上了年紀的人會發現：自己只要咬個稍硬的東西，牙齒常一不小心就缺了一小塊，有時甚至崩了一個角，弄得牙齒坑坑疤疤、傷痕累累；不僅不美觀、容易酸軟，有時還會割傷舌頭，很是困擾。

有這樣問題的人先要思考，是不是自己太喜歡吃一些硬的食物？有些人特別愛吃硬的食物，但長此以往，牙齒的磨耗必然增加，也容易造成牙齒的缺損。

正常牙齒每天真正接觸的時間僅約 20 分鐘，但根據臨床與研究都證實壓力會激發夜間磨牙，因此注意壓力處理、放鬆肌肉、改善睡眠，應該有助於改善夜間磨牙，但尚無證據顯示安眠藥有此效果。倒是某些安神除焦的鎮靜劑可能使肌肉發生不由自主的動作，從下巴抖動、類似咀嚼，到咬牙、磨牙。某些抗憂鬱劑被用來抑制磨牙，但也有報告指出抗憂鬱劑會引發磨牙。目前正流行的除皺祕方，類毒桿菌素也被企圖用來抑制磨牙。

許多父母會問，我的孩子才 3 歲，哪來的壓力？ 6 歲以下的孩子磨牙似乎很普遍。原因可分兩方面解釋：一是嬰幼兒的神經系統尚未發育成熟，睡眠時容易驚醒；另一則是乳齒咬合面像洗衣板，平面但有刻紋，比永久齒容易磨出聲音。是否磨牙除聽聲音之外，還可觀察牙齒，不一定要磨平的牙齒才算，因為磨平的牙齒起初也是從一點點開始，因此觀察牙齒是否有閃閃發亮的咬耗面才是正確的判別。牙齒琺瑯質非常堅硬只略低於鑽石，因此其磨耗面必如鑽石切割面，會發亮。另外牙根周圍的齒槽骨會因應咬壓，而變厚呈環狀凸起。

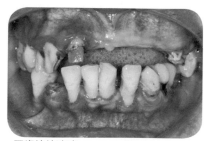

再來就要檢查是否已有蛀牙的問題？有些蛀牙藏在牙縫之中，外觀不一定看得

牙齒坑坑疤疤

出來,當蛀牙造成某些部分的齒質薄弱時,也很容易一咬東西就缺了一塊,所以定期檢查牙齒很重要。

還有一部分的人則是鈣質補充不足,造成齒質變脆,這樣的人通常骨質密度也比較疏鬆。鈣在人體的正常運作上有著舉足輕重的角色,如果鈣的攝取不足,那就會使鈣從身上兩大含量最大的地方流失,一是骨頭,另一個當然就是牙齒。這也就是為什麼牙齒容易崩裂的人通常也會有骨質疏鬆問題。

補充鈣質的方法很多,鈣片大概是最多人用的方式,其實飲食補充法是最自然的,牛奶、小魚乾、排骨湯等都是很好的來源。但要注意過猶不及,免得造成結石。

其實,只要先弄清楚自己的問題是哪一類型,再針對問題來補救,才不會一口好好的牙齒越來越脆弱,連吃東西都成為負擔。

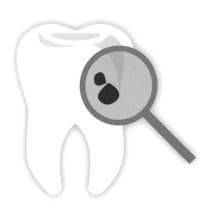

相關口腔疾病

🦷 1 有口臭怎麼辦？怎麼分辨是口腔、牙齒的問題，還是身體內部的問題？

口臭確實是個不容小覷的問題，除了自己的自信心受到打擊，也會影響人際關係。口臭的來源約有 90％是來自口腔，其餘才是來自鼻腔、咽喉、氣管或消化道。

口腔的異味主要是因為食物殘渣被微生物分解後，產生了揮發性的硫化物；或是吃了重口味的食物，如大蒜、洋蔥、韭菜，或吸菸、飲酒等。若是食物造成的，只要在進食後，記得一定要立刻清潔口腔，就可以把異味去除；嚼口香糖也可暫時解決一下尷尬的狀況。

但若是病理性的口臭，如牙周病造成的，便應該就醫治療了。有牙周病的人，牙周囊袋會比較深，內藏的厭氧細菌正是導致口臭的元凶；只要經過適當的治療，牙周囊袋深度縮小，厭氧菌的數目也會大幅減少，這將降低揮發性硫化物，有效減輕口臭。

此外，某些狀況可能會造成唾液減少，會使口腔的自清作用受到影響，也會使細菌容易繁殖，口腔自然會有異味，造成口臭。

例如，接受過放射線治療或化療者，或是唾液腺病變或切除者，以及年紀大的老人。

不論是何種原因造成的口臭，都提供一個警訊：表示口腔衛生或健康可能已經亮起紅燈；為了不讓人際關係也跟著亮紅燈，找出原因對症下藥是絕對必要的。

不妨約個時間請牙醫師為你做最佳的診斷，讓你儘速跟這惱人的問題說再見。

2 口腔為什麼常破皮？

口腔黏膜破皮我想是大家都有的經驗吧？它的正式名稱為口腔潰瘍。

破皮的位置常在上下唇、舌尖舌側、臉頰黏膜、牙齦等處；雖不是什麼大問題，卻也很不舒服。

除了不小心咬到的傷口之外，其實大部分的口腔潰瘍到目前都還原因不明，只能就經驗法則歸納出幾種可能的導火線。

最常見的就是熬夜或作息不正常，病人常認為是自己「火氣大」；西醫的觀點則是，因為身心症造成的免疫力降低，當抵抗力變弱，造成口腔潰瘍的機會也就變高。所以近期轉換環境、工作壓力很大、面臨考試，或是染上感冒的人，就容易因為免疫力降低而口腔潰瘍。

　　有時口腔潰瘍也跟內分泌的改變有關。有的女性會發現在生理期來時，特別容易發生；也有的女性發現吃了避孕藥後也容易有口腔潰瘍，這些可能都跟荷爾蒙的改變有關，當生理期過後或停止服避孕藥後，潰瘍的問題也就隨之解決。

　　剛剛談的這些潰瘍其實都不是大問題，臨床上我們會開給病人一些含有類固醇的藥膏（口內膏），可以減低潰瘍帶來的疼痛感，也可以縮短復原的時間，即使不使用任何的藥物，這類的潰瘍也都會在 1 ～ 2 週內自行癒合。

　　但若發現潰瘍一直無法癒合，就要格外小心了，因為這有可能是惡性病變的開端，一定要找牙醫師檢查。

　　如果有不良的假牙長期摩擦，就應該調整或更換；若病人有嚼檳榔的習慣，更不能掉以輕心，因為它可能就是口腔癌的前兆。必要時還必須做切片檢查，以確定其是否為惡性病變，千萬不要等閒視之或拖延病情，才不會讓小問題演變成無法收拾的悲劇。

🦷3 為什麼嚼檳榔的人較容易得口腔癌？

　　經過媒體的報導，現在應該大多數人都知道嚼檳榔與口腔癌有著密切的關係吧！

　　檳榔中的「檳榔素」及「檳榔鹼」具有潛在的致癌性，而配料中的荖花及荖藤都含有致癌性物質，且石灰在口腔中形成高鹼

性環境，會使口腔黏膜的表皮細胞被破壞，導致表皮細胞發生增生及變異，進而產生口腔癌。

此外，時常嚼食檳榔，會使牙齒磨損、動搖、變黑、牙齦萎縮，造成牙周病、口腔黏膜下纖維化及口腔黏膜白斑症，增加發生口腔癌的機率。從國內醫療院所的一些研究數據顯示，口腔癌的病患中約 90％有咀嚼檳榔的習慣，所以說它是檳榔癌真是一點也不為過。

檳榔誘發的癌前病變最常見的就是口腔黏膜下纖維化，通常發生於頰黏膜及顎部。口腔黏膜會有燒灼感、潰瘍、變白、彈性漸失，最後造成張口及吞嚥困難。其次是口腔黏膜白斑症，常見於頰黏膜、舌、牙齦、口底及唇角；黏膜白斑會慢慢由清白變混白。這兩種症狀出現後，若不戒掉檳榔，演變成口腔癌的機率就大大增加。

有多少人是紅唇族呢？保守估計超過 3 百萬人。再者，臺灣人每年要消耗掉 6,500 萬顆檳榔，這數據已使口腔癌的死亡率飆升至 10 大死因的第 5 名。而這個數字還在逐年上升，怎不叫人心驚？

我們可以根據相關研究數據做出以下這個比較。若把不吸菸、不喝酒、不吃檳榔的人罹患口腔癌的機率定為 1，則嚼檳榔者的罹癌率為 28，嚼檳榔加喝酒為 54，吃檳榔加抽菸為 89，又吃檳榔又抽菸又喝酒的人罹癌率將高達 123。不幸的是，臺灣的

紅脣族有 90％都有抽菸的習慣，所以這些人其實早已在不知不覺中把自己推向了危險邊緣！

如果身邊有嚼檳榔的家人朋友，或者本身就是紅脣族，趕緊懸崖勒馬吧！雖然不能把已損害的口腔組織恢復正常，但至少別繼續往深淵衝去，造成自己和家人的遺憾。

4 什麼是口腔泡疹？

單純性泡疹病毒可分為兩型：第一型（HSV-I）及第二型（HSV-II）兩種。

第一型（HSV-I）常引起腰部以上感染，尤其眼及口腔部位的感染；第二型（HSV-II）則常引起腰部以下感染，尤其生殖器感染。但因接觸部位的改變，有時第一型病毒被傳染到生殖器官上，而第二型病毒也可能造成口腔泡疹。

口腔內的泡疹大多屬於第一型（HSV-I）感染，可經由唾液、食具，或其他方式接觸傳染；而大部分的

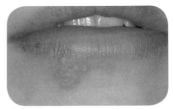

脣泡疹

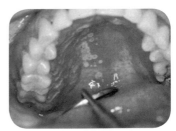

在上顎區的口腔泡疹

人在孩童時期可能就被感染。如孩童的齦口炎，病人的嘴唇與牙齦長了泡疹囊，會感到疼痛，而後破裂、潰瘍、發燒，但在幾天後就會痊癒。

另外，它常造成年輕人的咽、扁桃腺炎；也會於成年人（小孩子偶爾也會）的口腔外黏膜與皮膚交界處，產生一群囊泡，即唇泡疹。會感疼痛，唇泡疹於病發後幾天就自然痊癒消失，但以後可能因某種誘因，如壓力大、焦慮、疲倦等抵抗力較弱，甚至某些女性在月經週期時，也可能誘使它再度發作。

泡疹病毒的傳染力非常強，家中一旦有人感染，一定要將他的食器與其他家人分開處理，才不會傳染給其他家人；同時最好不要將泡疹弄破，否則會擴大感染的範圍，更不要用碰觸患部的手去揉眼睛，免得將泡疹病毒帶到眼部，嚴重時可能造成失明，不可不慎。

值得注意的是，小兒腸病毒的感染也會引起高燒、咽喉腫痛、倦怠、全身痠痛不適，並會造成口腔多處潰瘍（泡疹性咽峽炎）及四肢出疹水泡疹（手足口病），需要加以區別，免得延誤就醫時機。

唇泡疹或口腔泡疹可考慮使用抗病毒藥物 ACV（Acyclovir）治療，以縮短病程，並減輕一些疼痛不適。

🦷5 認識三叉神經痛

臨床上有些病人來看牙科，他跟我們說牙痛得要命，但我們看了半天就是看不出有什麼問題；問他哪一顆痛？他偏又說不出個所以然來，這時我都會非常謹慎，因為他有可能就是三叉神經痛的患者。

曾有一則醫療笑話：全美國一年有一萬顆牙齒因三叉神經痛被誤拔。所以醫師跟患者都應該正視這個問題，才不會重蹈覆轍。

典型的三叉神經痛，都是單側，兩側者很少見。以第二（上顎）、第三（下顎）分支較常見。患者常突然地顏面劇痛，猶如刀割、電擊、歷時幾小時到幾天，然後又突然自行痊癒，但不久又會再發。

發病時間越長，復發率越高。有些患者會經驗到發作前的「預兆」，且有「擊發點」（Trigger Zone，劇痛的起點），在咀嚼、吃冰冷食物、刷牙或緊張時，是好發的時刻。有不少患者的疼痛來自牙齦，常因此被誤以為牙痛而慘遭拔牙之苦，更有患者竟然全排牙齒都被連根拔除而依然疼痛不已的案例。

三叉神經痛的特點是：

· 一種劇烈的疼痛而不是酸痛。

· 擊發點都是在臉部的中央。

- 疼痛完全是在三叉神經分布的範圍，如果痛到頸部或耳朵則可確定不是三叉神經痛。
- 疼痛都是突然發生，又突然消失，若是慢慢出現者應懷疑是非典型三叉神經病變，可能是發炎或腫瘤。
- 典型三叉神經痛不會伴隨其他神經機能病變，如臉部麻木感、壓痛，或是吞嚥困難、耳內痛。

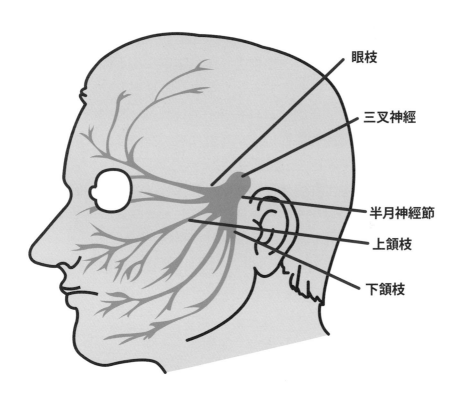

眼枝

三叉神經

半月神經節

上頜枝

下頜枝

　　所以，三叉神經痛一定要與牙痛做區別。牙痛是持續的，痛在牙齒上而不會有臉皮的痛（觸摸臉皮不痛）；三叉神經痛則是一種陣痛，會自行消失。

　　更重要的是，若遇到這樣的問題，記得要掛神經科，可別掛錯號囉！

6 什麼是唇顎裂？

　　在胚胎早期發育時，嘴唇部分是由兩側組織漸漸往身體中線連結起來。如果在連結的過程中有一些差錯，而不能按照預定的進度達到連結時，就會產生各種不同的裂縫。

　　若單純只是上唇的地方有裂縫，稱為唇裂；若裂縫延伸至口內硬顎或更內部的軟顎部位，稱為唇顎裂；有時僅口腔內之上顎或軟顎裂開而外表正常，則稱為顎裂。

　　唇顎裂的發生在臺灣民間有許多種說法，如懷孕期間動到胎氣、拿剪刀裁剪衣服、移動床位，或是灶神如何等等；但這都是一種迷信的傳說，不足為信。

　　大部分致病原因未明，部分是受到遺傳或環境因素的影響。遺傳因素係指染色體中多種不良基因所造成的。環境因素則包括：
- 病毒感染，如德國麻疹。
- 服用藥物，如抗癌、抗癲癇、類固醇等藥物。

‧ X 光輻射線照射。

‧ 營養不平衡。

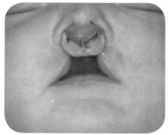

唇裂

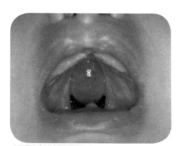

顎裂合併唇裂

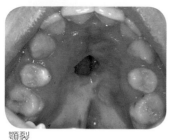

顎裂

外觀並不會妨礙智力發展。唇顎裂孩子的智力通常在正常範圍，智力分布的情況與一般孩子沒有什麼差異。我們希望父母提供孩子豐富的學習環境與適當的刺激，相信孩子可以充分發揮潛力，擁有適當的發展。

怕孩子被嘲笑，是很多父母擔心的問題。其實所有的孩子都可能被嘲笑，就像他們自己也會去笑別人一樣。被嘲笑雖然令人難堪，卻也是學習成長的機會。建議父母傾聽孩子的情緒，並持續地向孩子強調，外觀或語言上的不完美，並不代表孩子的全部，還有其他方面是值得被肯定的。

父母與其擔心孩子會被嘲笑，還不如從小培養孩子內在的自信和

能力，以面對外在的壓力及挫折。父母可以協助孩子發掘他的長處，多給孩子鼓勵和讚美，以提升孩子的自信心。孩子越能夠自我肯定，就越不容易受到嘲笑的不良影響。

7 唇顎裂要如何治療？

一般而言，唇顎裂都可以透過手術的方式予以治療；但隨著病情的程度不同，治療的方針也有差異。

唇裂有單側及兩側性，由輕微（單側，不完全唇裂）到嚴重（兩側，完全唇裂）都可能發生。

單純的唇裂只有上唇機能不全的問題，比較簡單，只要嬰兒條件夠（10 週大，體重達 10 磅以上）就可以進行上唇修補；顎裂有單側及兩側性、完全及不完全顎裂。顎裂的手術時期有不同的意見，主張早期手術者，以發音正確為主要目的，約在 1 歲 6 個月以前完成手術；主張晚期手術者，以顎骨正常發育為主要目的，約在 5 歲左右手術。

顎體發育與正常發音有互相抵制的情況，如果考慮顎體發育正常，則手術時間越晚越好，但是手術時間越晚，發音勢必得不到完美，因為長期以補救的方法發音後，其不正常發音方式就很難改善。

唇裂修補的目標：

‧ 上唇必須修補成有豐滿感，不可以把上唇拉得很緊，否則會引起前顎骨發育不良。

- 要創造很自然的上唇中央紅唇上三角。
- 兩側肌肉的適當縫合，可以得到缺裂側的鼻翼下完美的內移。
  顎裂修補的目標：
- 盡量不破壞上顎體的血液供應。
- 加長上顎長度，盡量把軟顎及咽喉腔變小，以求達到發音正常及喝流體食物不會由鼻孔溢出的目的。
- 修補盡量避免把組織拉得很緊。

　　總之，唇顎裂病例在現代醫學的不斷進步下，一定可以得到更好的照顧、手術及團隊治療。醫療團隊包括牙科、耳鼻喉科、小兒科、外科、語言治療及社服工作人員。

　　如果有任何上顎發育不全的跡象，就要做齒顎矯正。在這期間如果矯正做得好，則到青春期可以免除一次顱顏手術來改善顏面、顎骨及咬合關係。在這期間口腔外科醫師可能需要做齒齦補骨手術，以求矯正過的顎骨穩定，如此也可免除顱顏手術。而對於發音不正確的病例則要請語言治療師繼續做矯正。

🦷8 為何上、下顎會有突出的硬塊呢？是腫瘤嗎？

　　臨床上我們常看到有些患者在上、下顎內側有一個或多個硬硬的突起，患者因而感到擔憂，怕會是不好的東西，其實很多都是骨性隆凸。

　　上下顎的骨性隆凸形成原因至今仍不是十分清楚，有的學者說是與遺傳有關，大部分的病患是在 30 歲後才出現；因為不

痛不癢，很多人不知自己有，有些人是在不經意中以手觸摸才發現的。

雖然原因不明，但我們也常發現這類的病人常喜歡吃比較硬的食物，或是有夜間磨牙的習慣。若依這個相關性來看，也有另一個可能的推斷，就是當齒槽骨在承受較大的咬合力時，可能會在承受力量的對應處造成骨質增生。

與腫瘤不同的是，顎骨隆凸不會在極短時間內急速成長，因此它並非惡性組織，患者可以放心，只要沒有影響到正常的口腔功能（如吞嚥、發音等），並不需要特別處理。

但當病人有做活動假牙的需要時，這些顎骨隆凸可能會成為困擾，此時就必須透過口腔外科的處理，把這些突出的部分磨掉，讓上下顎恢復平整的外形，才能順利製作活動假牙。

大家平時應該多注意自己口腔內的狀況，可利用刷牙時以手觸摸自己口腔內的軟硬組織，若有發現可疑硬物時，就請牙醫師檢查，以解除心中疑慮。

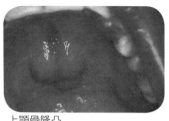

上顎骨隆凸

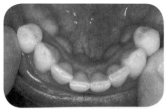

下顎骨隆凸

破除牙科的迷思、傳聞

① 人家說：「生一個孩子壞一顆牙。」是真的嗎？

老一輩的人都這樣對女兒或媳婦說：「生一個孩子，壞一顆牙。」其實這完全沒有醫學根據。孕婦只要在懷孕期間能做好口腔清潔，絕對沒有壞牙的問題。但為什麼很多人會這麼認同這樣的論調呢？是有原因的。

女性在懷孕期間，身體的內分泌系統會改變，此時牙齦組織會受荷爾蒙影響而變得比較敏感；只要稍不注意清潔，很容易就會充血腫脹，甚至牙齦會長出一大團肉瘤，臨床上稱之為「懷孕齦瘤」。

它屬於牙周病的一種，只要能把導致發炎的因子（包含牙菌斑、牙結石）去除，就能把齦瘤有效控制；但也不必除之而後快，只要生完寶寶後內分泌回復正常，這種齦瘤也就會自然消失，不必過於擔心。

很多孕婦的牙齒問題其實在懷孕前就已經存在，只是懷孕後一些主客觀因素，使得牙齒的問題加速進展。例如，懷孕初期會有孕吐症狀，很多孕婦就會想吃一些酸蜜餞或重口味的食物，來壓抑噁心的感覺；酸的食物本身對牙齒就有侵蝕的風險，孕吐時胃液倒流回口中也容易造成酸蝕牙齒。

再加上懷孕後期孕婦常常懶得動，吃飽了就躺著，連口腔清潔的習慣都變得草草了事，自然更加速蛀牙的發展，很容易就讓口腔問題如滾雪球般越滾越大。

其實這些問題都是可以解決的。

首先，在準備懷孕前，就應該先做一次全身檢查，以確定身體是否在最佳受孕狀態；這當然也包括口腔的檢查，若發現有蛀牙或牙周的問題，就應先行處理好，不要等懷孕後才來煩惱牙齒的問題。

其次，懷孕期間要更加注意口腔衛生的維持。吃完東西一定不要偷懶，花幾分鐘把牙齒刷一刷，小小動作會省下很多不必要的麻煩。

當然有問題還是要找牙醫師看診，千萬不要亂買成藥或用一些偏方，以免越弄越糟糕。

只要注意這幾點事項，就不會「生一個孩子壞一顆牙」了。

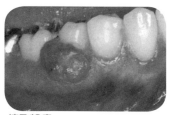

懷孕齦瘤

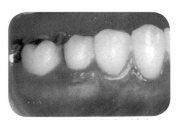

生產後三個月懷孕齦瘤已消失

◯2 聽說看牙齒會被傳染愛滋病，是真的嗎？

自從有報導指出，美國某位患者因看牙而感染愛滋病，很多患者在看牙前都顯得裹足不前，很怕自己也成為看牙下的犧牲品。在此必須坦白承認，所有醫療工作者都有可能在不小心的情形下，造成愛滋的傳遞，但只要做好安全防護及感染控制，就可以把機率降至最低。

其實這是雙向的恐懼，不僅患者害怕醫師，其實醫師也害怕患者。因為患者是否會照實告知醫師，他有沒有 B 型肝炎或愛滋病呢？很難說，而且有可能連患者自己也不知道。這無形中也提高了醫療人員在看診時的風險，因為牙科治療中很多都可能會見到血液，只要一個不小心，就容易造成疾病的傳染。

其實，患者應該照實告知病情，讓醫師多一分準備；同時自己也要觀察醫療院所是否有切實的消毒滅菌流程、上一位患者的器械是否有完全更新、醫師是否有戴口罩及手套。如果有任何令人不放心的處理步驟，可以立刻向醫師提出質詢，千萬不要覺得不好意思，因為這可是關係到自身的健康安全。

患者的特殊疾病是否應該讓醫療人員得知，一直是個爭議不休的問題。反對者以人道及隱私權的立場強力捍衛，但我們不免要憂心，醫療人員畢竟也是人，也會有錯手閃神的時候，若因此

而讓醫療人員身處險境之中，其實也不見得公平。況且，若因此又把疾病傳給其他的患者，更是大家所不願意見到的後果。

站在醫療人員的立場，只能小心再小心，盡量做到完善的防護措施；如帶上防護面罩、護目鏡、口罩、手套，而且要留意不要被注射針頭或探針扎到，定期抽血檢查等。

與其大家都害怕，倒不如開誠布公，讓大家都能有萬全準備，反而可以杜絕疾病在無意間蔓延；若真的無法相信醫療院所的消毒品質，也可以購買一套自己專用的器械，每回看診自行攜帶，或許可以比較安心。

🦷3 有人說牙痛是因為火氣大，只要喝「加鹽沙士」降火氣即可，真的嗎？

首先要澄清，從西醫的觀點，是沒有「火氣」這樣的說法，但患者受此觀念的影響已經太深，尤其是上了年紀的老患者，常常一進診間就說自己最近火氣比較大，所以牙齒浮浮的，讓我們啼笑皆非。

其實從患者的口腔狀況一看，大概就可知道是牙周病的問題，但患者就是堅持他是火氣大，只要吃個藥就可以了，好像自己就是醫生了。我不是中醫師，對中醫的理論不便發表意見，但若是把牙周病當成是「火氣大」，我們可不敢苟同；若指望以降火氣的方式來治療牙周病，恐怕只是緣木求魚，永遠也不會見效。

至於沙士加鹽，當然也是民間偏方，完全沒有科學根據；覺得有效的人應該只是心理作用，沙士是碳酸飲料，加了鹽大量喝下，除了喝進二氧化碳，也可能攝取過多糖分與鈉離子，對身體並沒有好處，還可能增加腎臟負擔。

再次強調，牙齒有任何問題，還是請找牙醫師，切忌聽信一些偏方；否則牙齒問題沒解決事小，若因此傷害身體健康事大，不要因為一念之差而延誤治療時機。

🦷4 照牙科 X 光會有危險嗎？

X 光在牙醫學方面的應用，是非常重要的。

因為口腔及顎面區域，大部分的組織及病灶是在肉眼無法直接看到的地方。如果沒有借助 X 光，我們就無法做出良好的診斷及訂定適當的治療計畫。

牙科 X 光機是使用固定的照射方式，所涵蓋的組織，僅占人體的一小部分（照射圓筒體截面積為 22.31 平方公分）；與廣泛的醫療領域比較，所涉及的細胞組織極為有限（約僅占 0.13%），所以牙科的 X 光檢查的劑量非常低。

在牙科，照 X 光是不可避免的診斷工具，只要做好防護措施（以鉛衣蓋住胸腹部），X 光照射是非常安全的，甚至已懷孕的婦女也可以照射。但最好還是在懷孕前做好口腔檢查並提前治

療，盡量避免在懷孕期間為牙痛所苦；若仍有疑慮時，牙醫師絕對會尊重病人的意願，不會勉強孕婦照射 X 光。

牙科 X 光片並沒有想像中的危險。照牙科 X 光片時經由散射而到達生殖系統的輻射線，對男性而言，只有原來的一萬分之一；女性更少，只有七萬分之一。

有人估計過，因做牙周病治療所需照的全口 14 張 X 光片，曝露量只有約 35 微西弗（平均一張只有 2.5 微西弗左右），散射到生殖系統的只有 0.0035 微西弗以下；依照目前國際放射防護委員會（簡稱 ICRP）的建議，一般民眾接受的輻射劑量為每人每年最好不要超過 5 毫西弗（即 5,000 微西弗）。若依此計算每人每年可接受約 200 張的牙科 X 光攝影，而平常人是不太可能一年會需要照這麼多張 X 光攝影，換言之根本不需要擔心這個問題。

事實上，平常一個人受到地球本身所放出的輻射線或宇宙射線照射量就有 200 微西弗。所以，如果我們生活在地球上都不怕，那就更不需要擔心照牙科 X 光了。

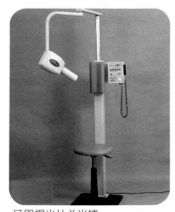

牙周根尖片 X 光機

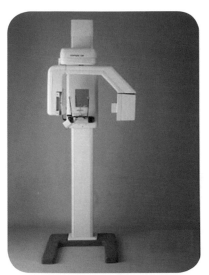

全口 X 光機

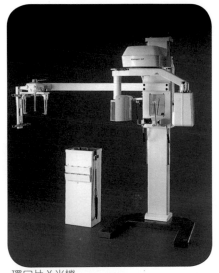

環口片 X 光機

牙科 X 光機對照表

種類	照射範圍	適用時機
牙周根尖片 X 光機	針對局部牙齒及周圍硬組織來照射，範圍較小，但清晰度較高。	用於了解局部病灶、硬組織結構或根管治療的狀況。
全口 X 光機	針對整個頭顱的軟硬組織來照射，範圍大。	用於了解顱顏部結構、咬合狀況、矯正或正顎手術的術前及術後分析。
環口片 X 光機	針對全口腔硬組織來照射，範圍大。	用於了解全部牙齒的蛀牙、牙周狀況、根尖病灶及齒槽骨是否骨折等相關分析。

近來年牙科的新進展——牙科專用電腦斷層機器

　　傳統牙科 X 光攝影所得的平面影像受到組織重疊的影響，無法觀察到內部的實際狀況，牙科專用的 3D 電腦斷層攝影；與傳統醫療電腦斷層相比較，輻射劑量只有一般電腦斷層的五十分之一。切片厚度一般醫療電腦斷層是 2.0 公厘，牙科 3D 電腦斷層則只有 0.1 公厘，就診當天拍攝電腦斷層，馬上就獲得立體影像。原則上健保目前並不給付牙科電腦斷層攝影，需完全自費。

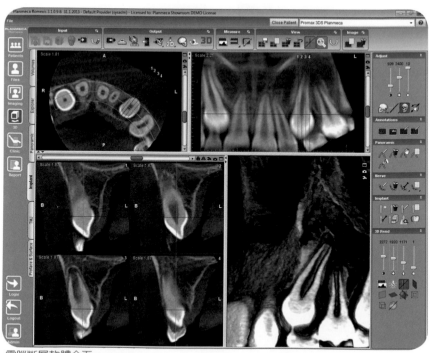

電腦斷層軟體介面

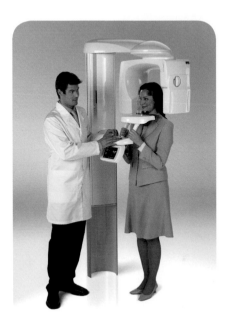

15 秒內照射完成，可使用站立法斷層攝影

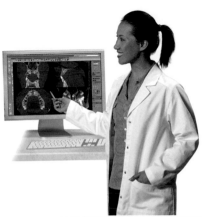

使用電腦斷層與患者溝通病情

關鍵 2

掌握牙齒治療知識

看診

🦷1 怎樣克服看牙恐懼症？

我倒覺得不必先把自己嚇成這樣，很多患者來看完牙齒後才發現：如今看牙已經不像以前那樣不舒服，因為現在的牙科院所，不管是硬體（院所設備）或軟體（醫師技術），都比從前進步很多。所以不要把古早時代的就醫經驗套用到現在，有時你會發現是自己窮緊張了。

另一個要導正的觀念是，別等到牙痛時才想要找醫師。其實，如果平時能養成定期檢查牙齒，或是牙齒有點小問題時就上牙科，這樣在治療上患者比較不會感覺不舒服。但大多數人總是要忍到不能忍時，才心不甘情不願地走進牙科，此時問題通常都比較棘手，治療的難度當然也就增加，所以治療時的疼痛感就比較明顯，於是便造成恐懼看牙的惡性循環。

此外，在就醫前，將心情歸零，盡量不去想有多痛的問題；如果真的很害怕，可以找個朋友作陪。若是小朋友，可以幫他帶一個心愛的玩偶，總之盡量讓自己有點安全感。

坐上診療椅後，不要全身緊繃，有研究報告指出，人越在緊張狀態，疼痛的感受度越強；反而是越放鬆，越能減輕疼痛的不適。盡量配合醫師的指示，若有不舒服的狀況，先舉手讓醫師停止動作，不要貿然閉口、轉頭、起身，或是抓醫師的手，以免醫

師的器械傷到你，這點非常重要，千萬不要拿自己的安全開玩笑。

　　一時之間，要扭轉這些觀念或許不容易，但可以先從學校做起，利用團體的力量，來改變大家對檢查牙齒的習慣，慢慢淡化恐懼感，以後就不會把牙齒的小問題拖成大問題。

②2 看牙醫，患者應該遵守的基本禮貌有哪些？

　　如果已經準備要看牙科了，有些事情是一定要注意的。

　　第一，一定要先把牙齒刷乾淨。有的患者帶著滿口菜渣給牙醫師當見面禮，常令我們不知該先幫你清菜渣還是看牙齒；尤有甚者，還給你滿口大蒜味，那股刺鼻勁兒，就算戴了兩層口罩還是可以穿鼻而入，令人避之不及。

　　其次是別濃妝豔抹，有些女病人或許因為習慣出門一定要化妝，一張臉上又是厚粉又是唇膏。其實這是不必要的，有時過度化妝反而會影響醫師對某些病況的判斷，而且我們治療時難免會碰觸到病人的臉部或嘴唇，因此看完診後，臉上的妝可能全都花了。所以正確的觀念應該是素淨清爽的來看牙，或是看牙前先把唇膏擦掉，等看完牙後再補妝。

　　第三是別忘了關手機。如果已經準備看牙了，就應靜下心來別再忙著講電話，這是尊重醫師，也尊重其他病人，讓大家有個安靜的看診空間，同時不至於打斷醫師的看診動作。

　　最後，請記住勿帶寵物上牙科。因為牙科並非動物醫院，不可能有專人會在你看診時照顧你的寵物，再加上小動物身上難免

有些細菌、病毒之類的帶原，會影響醫療院所的衛生。因此，請不要只為個人一時高興或方便，而帶給醫師和其他就診者不便。

回想一下，你是否也曾犯過這些不當的習慣？這些都是不太禮貌的看牙行為，也可能影響牙醫師看診的心情，若因而草草結束治療，損失的還是自己。所以出門前別偷懶，一個簡單的動作能夠換來更好的服務品質。

🦷3 牙醫師應該遵守的基本禮貌又有哪些？

看牙其實是件挺私密的事，大部分的人不會隨意將嘴巴張開給別人看，因此面對一位牙醫師時，最希望這個人是他能信任的人；所以一個好的牙醫師的第一守則是：絕不輕易批評或嘲諷病人。

有的患者會偷偷向我抱怨，某某醫師每次都罵他沒刷牙，要不就說他是怎麼把牙齒搞得這麼爛，他覺得一點都不受尊重，所以不想再去找那位醫師，看牙已經夠緊張，犯不著讓自尊受踐踏。

再者，牙醫師一定要衣著整潔。如果蓬頭垢面，你會相信他的醫術有多高明嗎？有的女醫師會留長髮，我是建議紮起來比較好，一來有專業形象，二來較不會在看診時散落於病人身上。

我記得以前在醫院時，有位實習醫師染了一頭綠髮，讓許多患者為之側目，主任看了也猛搖頭。

牙醫師除了重專業，衛生習慣也很重要，口罩與手套絕對不可少；有些老醫師為圖方便，又嫌戴手套後手感不佳，乾脆不戴

手套，不但把手上的細菌帶到病人口內，無形中也增加很多感染的風險。也有的醫師不喜歡戴口罩，除了很容易吸入粉塵穢物，與病人近距離接觸時，彼此口中的味道真是一點都藏不住，那種五味雜陳，實在尷尬至極。

另外，牙醫師也不應該將一些器械、雜物任意放置於病人胸前，或是雙手在病人的胸前穿梭。這是個很特殊而敏感的部位，絕對要特別小心，以免造成患者的誤會。而治療的過程中，最好隨時都能有助手在一旁，因為牙醫師與患者的距離非常接近，若不慎有任何肢體的接觸，一定要有人能證明這是出於不小心，而非故意，否則可能造成不必要的糾紛。

總之，牙醫師要謹守自己的角色分際，以尊重病人的態度出發，自然能博得信賴及好感。

🦷4 為什麼看牙前最好先預約？

現在你走進任何一家牙科，櫃檯人員問的第一句話可能都是：「您好，請問有預約嗎？」倘若不習慣預約診看病的人，或許會覺得疑惑：「看病就看病，為什麼還要預約啊？」

牙科跟其他科別的屬性不太一樣，看個感冒可能 3、5 分鐘就可以結束，但看牙卻不太可能如此；看一次牙少則 10 來分鐘，有時長至 1、2 小時，如果不事先約好時間，可能等上老半天也未必能順利看到診。

　　有時我向患者灌輸約診的觀念，固執的患者總不以為然，他們認為有空檔就看，何必要預約？大不了再換一家碰運氣。卻沒想過他這樣的想法，可能把診所的 schedule（看診排程）弄亂，如果你是下一個預約的病人，會願意被一個臨時來的患者插隊嗎？

　　還有的患者持的論調是，我是臨時痛的，怎麼可能先預約？其實仔細想想，牙齒有可能臨時痛的機會實在少之又少，多半都是小問題不處理，拖到痛得受不了才求診，這樣要怪誰呢？診所可不是隨時都保留空檔等著「臨時牙痛」的人來看牙的，幫這樣只想求急就章的人看診，不但養壞患者的胃口，對其他守規則的患者也不盡公平。

　　做個受歡迎患者的第一步，先從預約掛號開始，利人又利己。

⑤ 要選擇一家適合自己的牙醫診所，該從哪裡下手？

　　現在的牙科大街小巷林立，大家能做的選擇比起過去多上數倍；既然有多重選擇，就別放棄這個權利，挑一家讓自己覺得最不帶壓力的診所走進去，絕對是建立良好看牙經驗的第一步。

　　怎麼選呢？我的建議是，外觀看來要以乾淨清爽、不封閉為第一優先。推開大門，最好是有明亮的光線，過於昏暗容易心生恐懼。

　　當然現在很多標榜「精品化」的牙醫診所會裝潢得有如藝廊，大量使用柔和光製造溫馨感，讓你忘了是來看牙還是來逛名牌

店，感覺真的很棒。但我會勸你進去前得先考慮清楚，這麼重視裝潢的診所，在自費項目方面必然也屬於名牌價格，需要有高消費的心理準備。

其實，在醫療消費行為都走向分眾市場的今日，高價的醫療沒有所謂的好與不好，端看個人的消費能力與需求。只要覺得這個錢花得值得，不是瘦了荷包又找氣受就可以。

再來，進診所時，不妨輕吸一口氣，看看是否有令人蹙眉的藥水味。雖說醫療院所多少總有些獨特的味道，但過於濃重的藥味會讓人不由得心跳加速，彷彿宣告患者要成為待宰的羔羊，反而會使患者更加不舒服。因此，選擇一間氣味覺得可以接受的診所是很重要的。

如果這些條件都通過後，那麼這間診所就可初步考慮了。接下來便是再進一步比較其他醫療條件了。

而完整初診口腔檢查，包含：全口 X 光片拍攝、口內彩色攝影、口腔健康狀況分析、口腔治療諮詢等項目。

第一次看診準備事項

為了避免擔誤寶貴的時間，請事先預約。看診前，櫃檯人員會請你填寫個人資料，包括是否有藥物過敏、凝血問題、內科疾病等。填妥你的資料並核對無誤後，櫃檯人員會請你於候診區稍坐，護士小姐會先為你做環境介紹，再帶你拍攝口腔健檢所需的口內資料；完成後再請醫師為你做初診檢查服務。

　　牙醫師幫你做完整的口腔檢查後，會視你口腔狀況給予診療建議計畫。醫師也會判斷你的口腔狀況，看是否需轉診給其他專科醫師做治療，或者做跨科會診。

　　若有需要，醫師也會為你做洗牙服務。有些分科精細的院所，醫師各有專長診治項目，給你專業、安心的牙醫治療。現在部分牙科也培訓專業口腔健康管理師，針對醫師於診間給你的診療建議，搭配你的口腔 X 光照片等，提供最專業的口腔治療計畫。

有別於一般牙醫診所的醫療服務，首次診療提供全口健診服務，(只需健保卡+掛號費)。包含：全口X光片拍攝、口內彩色攝影、口腔健康狀況分析、口腔治療諮詢...等項目。

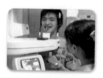

01 STEP

第一次看診準備事項

為了避免擔誤您寶貴的時間，請事先來電預約。第一次看診時間約需45~60分鐘。

(因需先為您做全口口腔資料收集，煩請先預留您寶貴的時間，以利為醫師為您診療)請攜帶雙證件(健保卡+身份證或駕照)，以利確認您的資料。

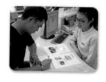

02 STEP

當日掛號注意事項

看診前，櫃檯人員會請您填寫個人資料，包括是否有藥物過敏、凝血問題、內科疾病等。

填妥您的資料並核對無誤後，櫃檯人員會請您於候診區稍坐，護士小姐會先為您做環境介紹，再帶您拍攝口腔健檢所需之口內資料；完成後再請醫師為您做初診檢查服務。

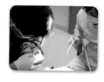

03 STEP

醫師診療服務

您的初診醫師會幫您作完整的口腔檢查(牙周病、蛀牙、顳顎關節、顏面美容等四個層次)。初診醫師會視您口腔狀況給予您診療建議計畫。醫師也會判斷您的口腔狀況，是否需轉診給其他專科醫師做治療，或者做跨科會診。

您的醫師也會為您做洗牙服務。（限未超過半年者）我們擁有專業及經驗豐富的醫療團隊，每位醫師各有專長診治項目，給您專業、安心的牙醫治療。

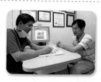

04 STEP

專業醫療諮詢

我們培訓專業口腔健康管理師，針對醫師於診間給您的診療建議，搭配您的口腔X光片等，提供您最專業的口腔治療計劃。

6 你的牙醫師是怎樣的一個人？

不知你有沒有跟牙醫師聊過天？你對他的印象是不是只有戴著口罩、露出兩隻眼睛的模樣？

我有時會主動與患者聊聊天，尤其是已經來過多次的老患者；慢慢把患者也變成一個生活中不常見的朋友，增加患者的信任感。但是很多患者似乎都很害羞，除了病情之外都惜字如金。如果不願多跟你的牙醫師多說一些話，又怎麼能了解他是不是一個好醫師呢？

或許你會問：「我怎麼知道要跟他說什麼啊？」其實很簡單，就從口腔衛生的話題開始聊起。諸如：

· 一天該刷幾次牙？

· 什麼時候刷？

· 怎麼正確使用牙刷、牙線？

· 多久該洗一次牙？

這些看似簡單，卻又不是大家都真正了解的問題，看看你的牙醫師怎麼回答。但重點倒不在答案是什麼，而是醫師回答你問題的態度。如果他對你的問題充滿鄙夷，意思像在告訴你，怎麼連這種問題也在問！回答得不耐煩，或是三言兩語草草帶過，讓你有問等於沒問，不想繼續問下去。那麼，這樣的牙醫師就不及格。

一個好的牙醫師不是只有診療的功夫好就可以了，還要學習如何面對患者、怎麼維持良好的醫病關係、怎麼跟患者做良性的

溝通。如果他只把患者治療得很好，卻讓患者覺得高不可親，那還稱不上是成功的牙醫師。

關於這門學問，醫學院可沒有教太多，一切得靠醫師們不斷地自我充實、學習。所以，下一次，也測試一下你的牙醫師吧！

🦷7 你遇上的是個牙醫，還是商人？

我在前文提過不能跟病人有良性溝通的牙醫師，稱不上成功的牙醫師。那是不是表示舌粲蓮花的就是好醫師呢？答案也未必。

臨床上，我看過不少病人明明不需要做一連串假牙的，卻硬被做了一整排；或是應該可以留的牙齒，卻被建議拔掉。這樣的治療方式都令人搖頭，不禁要懷疑這位牙醫師是不是只為了要賺錢？只為了要賺錢的牙醫師，或許要稱他為商人比較合適。

如果你真的需要做假牙，先聽聽你的牙醫師是怎麼說的。如果他的語氣是類似直接就跟你說：「你這就只能這樣做，看你一顆要做 5 千、7 千、還是 1 萬的，我建議你做貴一點會比較耐久。」那我勸你別急著下決定，再多聽聽一兩家的意見比較好。

這麼做倒不是要你去比價，而是要你徵詢：是不是只有一種選擇？一個好的牙醫師不應該是要病人照著他的方案走，而是先提出各種可能的選擇，並分析各項選擇的優缺點後，再交由患者自己去選擇最能接受的方案。

　　有時牙醫師自認為要患者做的是最理想的治療方式，卻忽略了患者或許有其他的考量。患者可能要考慮的是經濟狀況，或是對現在口腔狀況改變後的接受程度。如果牙醫師一味地只要求患者照他的方案走，到頭來可能患者花錢花得很心疼，又覺得不是真的讓他很舒適，醫療糾紛就會因此產生。

　　至於那種一開口就要你做最貴的，那除非你相信最貴就是最好的，或是你不在乎花那些錢；不然我的建議是，只要聽聽就好，另外再找一家問問吧！

Ｗ8 這個牙醫不好，想換一個，可以嗎？換與不換的標準在哪？

　　如果進了一家醫院或診所，才發現自己有所託非人，或是對這位醫師的治療不滿意，想喊卡換人並非不可以，但建議應該先仔細想一想，問題出在什麼地方？

　　有的患者太急躁，認為醫師應該一次就解決所有的痛苦，只要痛的問題沒有完全解決，就認為醫師的醫術一定不佳，於是急著換醫師；殊不知很多急性發炎的時期，疼痛很難立即緩解，需要一些耐心與時間，如果此時急著換醫師，除了很多治療必須從頭開始，醫師也難以掌握之前的治療情形。這樣的患者容易流於把醫療院所當百貨公司逛，未必是好事。

有的患者則以買菜的心態挑診所，貨比三家不吃虧，舉凡要自費的項目，就一家一家去比價；價錢比別人高，即使醫術再好，還是二話不說：換！請相信我，這樣的病人還不在少數。

經濟因素或許是選擇牙醫師的一項考量，但絕不是最重要的一項，如果以這項因素來決定換牙醫師，有些風險不能不自行承擔。舉例來說，原本在甲醫師處做完根管治療，應該就要在這裡做牙套的；但病人一聽到價錢後覺得太貴，於是選擇到較便宜的乙醫師處去做假牙，結果假牙做完沒多久，那顆牙又疼了起來，這時責任的歸屬就變得很麻煩。找乙醫師，乙說那根管不是我做的，假牙沒問題，我不需負責；找甲醫師，甲說你套子不是在我這裡做的，若要拆，我不負責賠償假牙，結果病人就因小失大。

有時為了確定病情，多聽兩三位醫師的說法，我覺得是可以的，但若決定要治療後，最好還是固定給一位醫師來處理。除非醫師的醫德或醫術太差，否則我比較不建議中途換醫師；而動不動就換一家的患者，我更不敢苟同，看診應該還是要固定一家自己信任的院所，建立一套比較完整的病例資料，醫師才能充分掌握整個治療計畫。像這種沒有品牌忠誠度的患者，看牙像在選餐廳吃飯，這家沒位子就換另一家，那肯定不會是一個配合度高的患者，應該所有的診所都不會歡迎這樣的患者。

Ｑ9 牙科的看診範圍有哪些？哪些是健保給付範圍？哪些又需要自費？

牙科在醫療體系中是屬於泛外科系統，若再細分，還可以分為以下許多次專科：家庭牙醫學科、牙體復形科、根管治療科、牙周病科、贗復牙科、兒童牙科、齒列矯正科、口腔外科等。有些從字面上就很容易了解，至於牙體復形，就是蛀牙補綴；贗復牙科，就是假牙製作；根管治療，就是俗稱的抽神經。

以目前的健保制度，大部分的牙科治療都有給付，原則是從治療的必須與否來做給付考量。所以若治療屬於無急迫性，或是屬於改變外在形象的，都不在健保的給付範圍，也就需要病人自行付費。

歸納起來，健保給付的部分大致包括：蛀牙（齲齒）填補、根管治療、基本的牙周治療（如牙結石的清洗）、拔牙及一些口腔外科處理、必要的 X 光片檢查等；現在又增加了 5 歲以下兒童的塗氟處理。

但這些項目的給付其實也還有些限制，像同一顆牙齒若在一年半內再次填補（乳牙是一年內），健保就不再給付；牙結石的清洗必須年滿 13 歲才給付，而且半年限洗一次；小朋友的預防性塗氟，在滿 6 足歲前是健保給付的。其目的都是在減少醫療資源的浪費。

　　而常見的自費項目就有：固定假牙、活動假牙、齒列矯正、正顎手術、牙齒美白、非基本性的牙周手術、人工植牙、6 歲以上兒童的塗氟處理、非銀粉或樹脂類的填補（如立體齒雕、牙齒溝縫封閉劑）等。這其中，固定假牙、活動假牙、齒列矯正是大家比較熟知的；現在很熱門的牙齒美白、人工植牙、立體齒雕、瓷貼片，也都是自費的範圍。

　　此外，治療顳顎關節障礙的咬合板、牙周再生手術、齒槽骨增高術、正顎手術，以及一些牙周或口腔外科手術中所放置的骨粉、膜片、骨釘、骨板等，也都是屬於自費的部分。

　　既然是自費治療，收費就沒有一定的標準，有時高低差幅可能相當大，患者在選擇時不妨多詢問；雖然醫療行為不比一般消費行為，不能用「貨比三家不吃虧」的心態來挑「便宜貨」；但總有市場上的一般行情，若沒有大致的了解，也可能會比別人多花一些「冤枉錢」。

　　因此，建議在尋求自費項目的治療時，務必先跟牙醫師溝通清楚，有些項目的費用較高，需衡量本身的經濟能力，切勿因一時衝動或醫師的鼓吹，就貿然做下決定。治療後也要定期回診，若有問題就要向醫師反應，否則傷了荷包又達不到預期的效果，可就得不償失了。

Q10 自費項目的價格範圍如何？有哪些判斷的標準？

　　牙科的自費項目林林總總，費用也不一而足，不同區域、不同院所，價格差異頗大；雖然說「一分錢一分貨」，但也未必最貴的就一定最好，選擇自費項目治療時，不妨聽聽身邊有經驗的朋友的意見作為參考。以下就幾個常見的自費項目，將價格的範圍列表說明：

牙科常見自費項目價格表	
自費治療項目	價格（單位：新臺幣）
固定假牙	一顆約 5,000 ～ 20,000 元
活動假牙	單座約 15,000 ～ 50,000 元
人工植牙	一顆約 60,000 ～ 100,000 元
齒列矯正	全口約 100,000 ～ 250,000 元
正顎手術	約 100,000 ～ 150,000 元
牙齒美白	全口約 15,000 ～ 35,000 元
立體齒雕	一顆約 10,000 ～ 20,000 元
瓷貼片	一顆約 10,000 ～ 20,000 元
咬合板	一座約 10,000 ～ 20,000 元

※ 涉及手術的部分，費用的差異就很大，依手術範圍、使用的材料及手術的難易程度而有所不同，要先向醫師詢問清楚。

可是要在這裡呼籲的是，請患者不要把殺價、議價的習慣帶到醫療行為上！你買一個商品若不滿意，頂多不用，但若因殺價而做了一項不好的醫療行為，那可會後悔一輩子。

一分錢一分貨，好的醫療品質是不可能過於廉價的；如果遇上殺價的患者，我一定先問他：是要做好的，還是要做便宜？如果患者一味要求便宜，我會請他到別家去，去找他認為可接受的價位，因為我不願意為價錢降低品質。如果把醫療場所變成菜市場，這樣只會破壞和諧的醫病關係。

❶❶ 牙醫也分科囉！戴牙套找齒列矯正診所，兒童找兒童牙科，以此類推

為何要特別提這個部分？因為現在漸漸走向「次專科」的分科制度，雖然每個從牙醫系畢業的學生，對每一項牙科治療都有一定的知識與技能，但要一位醫師對每一種牙科治療都專精，其實也是力有未逮。如果患者的問題是屬於比較特別的領域，那就建議尋求專科診所，或是有專科醫師駐診的院所來治療，品質比較有保障。

什麼是「比較特別的問題」呢？例如，牙齒排列不甚整齊，想戴牙套矯正，就比較適合找齒列矯正的專科診所，或是有矯正專科醫師看診的院所。並非一般牙醫師就不會做矯正，而是專科醫師的平均水準會比較理想。

又如家中有狀況比較特殊的孩子，像唐氏症、智能不足、自閉症、唇顎裂、過動兒等身心障礙的問題，或是孩子本身極度恐懼看牙齒，就比較建議找兒童牙科的專科院所。因為他們需要比常人付出更多的耐心，甚至需要一些特殊的器具或方法，才能順利進行牙科治療。

現在坊間已經有許多很有口碑的次專科牙醫診所提供民眾服務，有齒列矯正的、口腔外科的、兒童牙科的、牙周病科的、根管治療的，可以滿足不同需求的患者；對於不喜歡上醫院人擠人的患者來說，也提供了另一種選擇。

值得提醒的是，這類的專科診所由於標榜高層次、高水準的治療，通常都不是健保的特約診所，亦即所有治療都需要自己付費。因此，最好先詢問清楚後，衡量自己的預算，再決定是否接受治療。

🦷12 最貴的究竟是不是最好？

究竟最貴的消費是不是一定就最好呢？那倒未必，尤其是在牙科的治療上。由於現在健保的利潤越來越被壓縮，因此許多診所紛紛開發自費的治療項目，消費者在決定前最好是三思而後行。

就以固定式假牙來說，常見的金屬牙或陶瓷牙價格的區間可以從 4,000、5,000 元到 15,000 元，甚至 20,000 元不等。你一定

會問：「為什麼會差這麼多？」主要還是因為，所含的材質不同造成的成本差異。一樣是金屬牙，有普通金屬、半貴金屬，以及貴金屬的不同；而貴金屬中又有含銀及含不同比例黃金的差別，若選擇的金屬越貴重，價錢當然也就越高。

你或許又要問：「那是不是一定要做最貴的呢？便宜的是不是不耐用？」這真的是因人而異的問題。貴重的金屬，當然鈍性越高也越穩定、越不容易被氧化，做出的假牙也較為密合；對於體質容易敏感的人來說，確實是較優的首選。

目前也證實某些金屬（如：鈹），確實容易誘發人體細胞的不良反應，甚至有致癌的可能，所以已不建議用來製作假牙；而純金或含金比例較高（如 87%）的假牙，也要注意因為延展性偏高，比較不堅硬，容易因長期咀嚼而變形。所以除非體質真的異於常人，否則選擇中價位的即可，過於追求高價位或一味只想搶便宜，其實都未必是最佳選擇。

只要記住一個原則：好好清潔保養，其實任何材質的假牙都可以使用很久；若不注重口腔衛生，則再好的材質也無法久長。

掌握這個原則，就不必一直陷入價格的迷思中了。

🦷13 醫療收據要妥善保存，可當作所得稅扣除額項目處理

每個人或多或少都有看病的經驗，但卻很少有人會在意收據的問題。

　　現在健保局明文規定，每一次看診後，醫療院所都應該開立收費明細的收據給病患，如果未開，經病患檢舉是要受罰的；很多人會說，醫療收據又不是統一發票，也不能對獎，我保留這些收據要做什麼呢？

　　其實大家不要小看這些收據，如果你們家的人口不少，而醫療單據又很多，就可以節省一些所得稅的開銷喔！

　　因為所得稅的一般扣除額部分，可以從標準扣除額或列舉扣除額中挑一項比較多的來申報；而列舉扣除額中有一項醫藥及生育費項目，就是憑藉醫療收據作為依據，若醫療單據越多，可以扣除的額度就越大，而且沒有上限，大家應該善加利用。

　　但也有需要注意的地方，雖然沒有上限，但若有申請醫療保險的理賠給付，就沒法再扣除了；精打細算的人，不要忽略了這個節稅的方法。

　　在牙科的部分，健保醫療的收據都可以扣除，但自費醫療的部分就有一些限制了；做假牙的收據、牙周手術或口腔外科手術的自費部分都可以扣除。但涉及美容整形的部分，就無法扣除，包括齒列矯正、為改善外貌而做的正顎手術、牙齒美白等治療項目的收據，都是不可以扣除的。

　　了解了醫療費用收據的功用後，下次再看診時，可要記得妥善保存這些單據，以備來年報稅時使用；若醫療院所沒有主動開立，也別忘了索取，才不會讓自己的權利睡著了。

ⓦ14 如何良好地結束一次牙科治療？

　　當你已經完成一次牙齒治療後，別急著離開院所，下面幾件事項提醒你注意：

・聽聽醫師有沒有什麼特別的囑咐。尤其是拔牙、上麻醉的患者，牙醫師一定都會交代一些事項，務必要聽仔細，並照醫囑切實執行。

・若有領藥，要切實清楚服用方式。自己若對某些藥物有過敏反應，必須先提醒醫師，而且一定要按照醫囑來服藥，不要自己任意改變服藥次數或停藥。

・注意是否需要回診。若治療尚未完成，或是有其他問題還需治療，請記得先預約下一次的看診時間，不要因為不痛了就不再繼續治療。

・留一張醫療院所的名片。最好是幫你醫治的醫師名片，當回家後有任何不適、有任何關於治療上的問題想諮詢時，可以隨時打電話找醫師；或是以後想預約時也派得上用場。

・有任何意見和建議，記得向櫃檯人員反映。不管滿不滿意，都把你的寶貴意見提出，讓他們有改進的動力；如果你很喜歡這家的治療，也別忘了給醫療人員一些鼓勵或讚美。

　　希望大家不要懷著恐懼的心情進牙科，又抱著逃命的想法離開。要把看牙當作日常生活中很自然的一件事，和你的牙醫師做好朋友，相信你的牙齒會越來越好。

15 該不該嘗試一些新的治療方式？

隨著醫療技術的翻新，可以從很多媒體中得知許多新療法，每次只要有這類的報導出爐，就會有患者在看診時提出相關的問題。

其實我並不是很認同這樣的做法，由於醫療行為並非營利事業，依規定是不可以打廣告的；但許多醫療院所為了招攬患者上門，乾脆採取發新聞稿或開記者會的方式，讓部分治療以置入性行銷的方式見諸媒體，向廣大的消費群眾推銷——其中還不乏一些其實尚在萌芽階段的治療技術。

要知道任何治療都有風險性，某些新療法由於缺乏大量個案支持，術後的追蹤時間也還不夠長，如果想在這樣的時機去決定接受這些治療，我會勸患者先停看聽。

最好是先多聽聽幾位不同醫師的看法，看看是不是真有必要做這項治療，有沒有其他的替代方案；或是聽聽已經接受過這項治療的朋友的意見，看看他們的反應如何？有沒有不適的後遺症？這些都是很重要的參考。

再來也要衡量一下自己的經濟能力，這類新式的治療多半沒有健保給付，花費必然較高，要做之前得先問清楚價錢；千萬不要做超過自己預算的決定。不僅牙科治療如此，其他各科的治療也一樣。

其實任何新的醫療技術都是提升醫療的水準與成效，以改善病人的生活品質與機能；如果能藉由一些新的治療方式來減少傳統方式的缺點，我非常贊成病人去嘗試。但千萬不要在模糊不明時去當實驗的白老鼠，或是為了趕流行貿然大膽跟進，才不會白花錢又沒得到預期的效果。

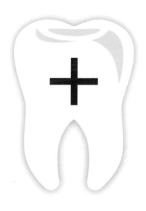

拔牙

👄1 什麼情況下需要拔牙？

牙齒倘若健康，沒有人會願意拔掉，假牙做得再好，也絕對比不上真牙。所以一顆牙齒會決定拿掉，一定是有其不得不拔的原因，否則牙醫師絕不會去貿然拔牙。

通常最常見的拔牙原因有以下幾種：

· 因為蛀牙太嚴重，造成缺損的範圍過大，已無法用填補或假牙製作來恢復其功能。

· 因為牙周病太嚴重，已造成牙齒鬆動，病人連咀嚼都有困難。

· 牙齒斷裂，而且已裂到牙根部位，此時即使做根管治療也無法挽救。

· 多生的牙齒，而且已經影響到正常牙齒的排列或功能。

· 阻生的智齒，不但不易清潔，而且容易造成前一顆牙齒的蛀牙。

· 因齒列矯正的空間需要而必須犧牲的牙齒。

· 牙根因不明原因而持續被吸收侵蝕的牙齒。

· 齒原性的腫瘤或口腔內的癌症已經侵犯到牙齒附近時。

· 經過重複根管治療卻仍舊失敗的牙齒。

· 無法自行脫落，卻已影響到恆齒萌發的乳牙。

· 自體移植的牙齒，也就是將自己的一顆牙齒（通常是智齒）拔下後，在口腔外做完根管治療，再植入另一個缺牙區。

· 當所剩的牙齒太少，造成製作假牙的困難時，可能會建議乾脆把牙齒拔掉，以方便假牙的製作。

　　拔牙前先跟牙醫師溝通清楚，畢竟要拔一顆牙比較容易，拔掉後再來反悔卻為時已晚。

🦷2 什麼樣的人不適合貿然拔牙？

　　在臨床上，有些病患的牙齒可能經評估後是無法留住，但未必馬上就可以拔掉，有下面幾種狀況的人可能就要先踩煞車：

· 有糖尿病且血糖控制不佳的人。

· 有高血壓且控制不佳的人。

· 有凝血功能不全或正在服用抗凝血藥物的人。

· 因罹患癌症而正在接受放射線治療或化療的人。

· 懷孕中的婦女。

· 口腔衛生極度不佳的人。

· 經 X 光照射後發現牙根與骨頭黏連的人。

　　由於拔牙後齒槽骨常會大量萎縮，因此開始有拔牙後傷口處理的思維。齒槽骨在牙齒拔除後的 2 ～ 3 年，會面臨 40 ～ 60％ 的萎縮，之後還會有每年 0.5 ～ 1％後續的骨喪失。因此，一旦缺牙後，若沒有儘快處理，患者日後將面臨齒槽骨萎縮引起的義齒製作困難及美觀問題。

　　所謂拔牙後傷口處理，即使用骨質增生膠原蛋白，來處理拔牙後的傷口。此材料適用的範圍不僅用於拔牙後傷口，所有顎骨中的病灶於手術後皆建議使用。

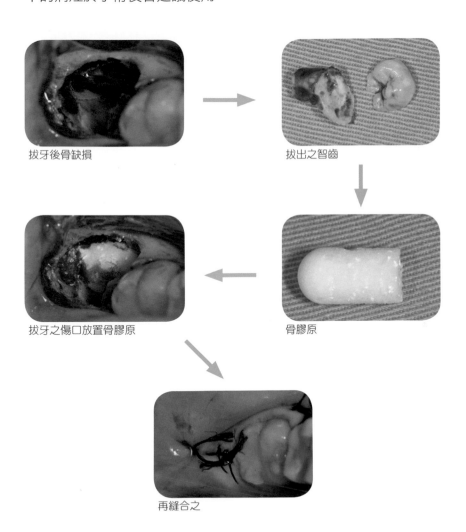

拔牙後骨缺損

拔出之智齒

骨膠原

拔牙之傷口放置骨膠原

再縫合之

　　骨質增生膠原蛋白優點：

① 止血效果：特殊生物材料，能立即止血，且無血塊脫落的困擾。

② 減痛效果：加速傷口癒合，有效減輕疼痛。

③ 預防效果：健全牙周組織，避免鄰近牙齒產生牙周病及乾性齒槽炎。

　　其實這些人為什麼不適合拔牙，我想答案也不難理解：糖尿病患的傷口原本就不易癒合，如果血糖過高，傷口更容易感染。高血壓的人可能因注射麻藥而讓血壓更高，會有危險。凝血功能不佳或服用抗凝血藥物的人如果拔牙，傷口可能會流血不止。正在接受放射線治療或化療的癌症患者，因為全身的免疫能力會下降，若此時拔牙會有傷口不易癒合及齒槽骨壞死的可能。

　　至於懷孕中的婦女因為不適合照 X 光及注射麻藥（怕對胎兒有不良影響或造成子宮收縮），所以也建議等生產完後再拔。而口腔衛生不良的人也容易造成傷口感染，所以應該先改善口腔衛生後再行拔牙。而有牙根黏連的牙齒拔除時極可能會斷裂，在處理上相當困難，所以若沒有十足把握，不應貿然拔牙，才不會有後遺症；建議轉診至醫院或口腔外科的專科診所，由專科醫師來進行拔牙比較安全。

　　如果有以上症狀，在看牙時別忘了要跟牙醫師説清楚喔！

📛3 三天拔兩顆牙適當嗎？間隔多久拔一顆牙才對？

很多人從新聞報導中得知一次拔十幾顆牙而丟掉小命的事件，都嚇得不太敢拔牙，那陣子病人一聽說要拔牙，總是緊張得東問西問，深怕自己就是下一個犧牲者。

其實只要沒有全身性疾病（例如糖尿病、高血壓、心血管疾病等），或是對麻醉劑不會過敏，凝血功能也正常的人，拔牙其實是相當安全的一項手術，患者其實不必過於擔心。

原則上只要在同一個麻醉的範圍內，並沒有限制一次只能拔一顆牙，除非病人實在無法排除恐懼，否則應盡量在一次麻醉之下，把同一區域中該拔的牙拿掉，以避免多次麻醉為患者帶來更多不舒服。不過若拔牙數目較多時，最好予以縫合，以減少出血及術後疼痛、感染等問題。

也常有人問，那我能不能兩邊的牙齒一起拔？原則上同一側的牙齒上下要一次拔是可以的，但左右兩邊則不建議同一次拔；因為要盡量保留一側讓患者可以吃東西，若兩側都有傷口，患者可能咬哪一邊都不舒服。

如果一定要分次拔牙，原則上只要不牽扯到之前的拔牙傷口，相隔日數並沒有嚴格限制，通常都是患者自己比較緊張，希望把時間拉長一些；我們會盡量考量患者的心理狀態，讓患者能夠接受再拔，比較不會造成醫療糾紛。

拔牙前一定要告訴醫師自己有無全身性疾病的病史、有無懷孕，讓醫師作為參考依據；像糖尿病的患者常因嚴重牙周病需要拔牙，此時一定要確定血糖已在控制下（如單顆簡單拔牙，血糖值若控制在 200mg/dl 內，一般都可以順利進行，術後也不會產生併發症；但若要接受較大範圍手術，血糖值則最好控制在 180mg/dl 內），懷孕的前 3 個月與最後 3 個月也不適合做拔牙處理。

而為了預防傷口感染，術前、術後的抗生素服用也必須按照醫師的指示用藥。

4 智齒一定要拔嗎？

這是很多病人常問的問題。事實上這個問題在目前的醫學界也還有許多爭論，贊成與反對的都有，所持的理由也都讓人難以辯駁。

我個人的看法是，有些該拔，有些可以保留。如果智齒已經蛀掉了，那表示對智齒的清潔不徹底，這可能是因為它的位置太後方難以清潔，那就會建議拔除；因為即使勉強填補，還是不易清潔，以至於很快會再蛀掉。

如果智齒長得不正，往前後左右傾斜，甚至埋伏長不出來；這樣的牙齒很容易藏汙納垢，導致牙齒周圍的牙齦發炎腫痛，也同樣建議拔除。如果上下顎智齒中有一顆已經缺了，不管是先天缺或後來拔的，那也建議對側的智齒可以拔掉，免得這顆牙齒一直往另一方長過去，可能造成咬合干擾。

相反地，若是智齒長得很正，清潔方面也沒有問題，就會建議保留；因為有時拔除智齒可能會讓前一顆牙齒（第二大臼齒）較容易有牙周方面的問題。若是智齒的前一顆牙已經拔除時，為了要重建假牙，智齒具有戰略價值，當然也就不建議拔除。

還有一種狀況牙醫師也會建議不拔智齒，那就是某些很早就拔掉第一顆大臼齒的人，若不想做傳統式假牙，也可以考慮將形態差不多的智齒移植到第一大臼齒的位置；但先決條件是智齒的形態要與喪失的牙齒接近，若相差太遠也無法移植。

基本上智齒已是人類逐漸退化的部分，有的人已經不長智齒了，所以下次當你又為這顆牙煩惱時，別以為多了它就多幾分智慧，還是找牙醫師瞧瞧吧！

🦷5 拔牙後該注意什麼事情？

很多人拔過牙，但你知道拔牙後該注意什麼事嗎？

通常拔完牙後，不管有沒有縫合傷口，牙醫師都會讓你在傷口上咬一塊紗布，這個動作的目的是利用壓迫的力量來幫助止血；一般都會要求患者至少咬上 1 小時，若拿掉紗布後仍在滲血，則應該再換一塊乾淨的紗布繼續咬 1 小時。

在咬紗布的同時，應該要把口水吞下去，而不是含在口中或吐出來。或許有人覺得，把血水吞下去好嗎？其實這是多慮了，其實我們的血並不是髒東西，吞下去並不會有不良影響。

　　拔完牙後最主要的重點在止血，所以一定要遵照醫師的指示咬緊紗布，常常很多患者拔完牙後又回診說他血流不止，原因大都出在沒按照指示咬緊紗布，或是沒把口水吞下去。若發現已經咬完紗布仍舊出血，必要時還是需進行縫合，不要延宕治療。

　　拿掉紗布後不要馬上進食或漱口，因為這樣可能會把傷口上形成的血塊給沖掉，很容易再次出血。如果一定要喝水，請勿喝熱飲，因為熱的食物會讓我們局部的血液循環加速，容易造成傷口出血。而喝東西時最好以杯就口，不要用吸管吸，因為吸食動作會造成口中負壓，容易把傷口上的血塊吸下來。

　　此外，不要一回到家就躺下休息，因為睡著後可能就會因為放鬆，而讓咬著的紗布鬆落，不但可能影響止血，也可能被紗布噎住，不可不慎。也不要在拔完牙後去做激烈運動（例如打球、跑步、游泳等），運動會使全身的血液循環加速，可能使傷口再出血；最好是靜下來休息，盡量不要開口說話，以避免牽動傷口。

　　若牙醫師有開抗生素及止痛藥，請按醫師的指示服藥，不要自行停藥；如果吃了藥出現不適，也必須立刻與醫師聯絡，看是否需要換另一種藥物。因為擅自停藥，可能造成細菌產生抗藥性，造成以後無法用藥物控制疾病。

　　還有，若有縫合傷口的，請記得按預約再回牙科複診拆線，別把縫線一直留在口中喔！

6 拔牙需要看時間嗎？

這也是個理論與實際上有差異的問題。

理論上來說，只要身體狀況一切正常，其實拔牙應該是沒有時間上的考量；拔完後只要按照醫師的囑咐，就不必擔心會有什麼問題發生。但實際上牙醫師還是會有一些比較建議和不建議的拔牙時間。

若是有糖尿病的患者，比較建議在吃完早餐後來拔；一來早上的精神狀況較佳，再者吃完早餐後血糖也不會太低，危險性就降低許多。而且盡量不要選在接近中午的時間，一來此時的血糖已經開始下降了，二來拔完後要咬紗布，也無法正常進食，患者可能會因血糖過低而發生危險；就算是正常人，若在近中午才要拔牙，也建議先吃一點東西再拔比較好。

在一般正常情況下，原則上白天的時間會比晚上好，因為白天拔完牙回家後，如果有臨時的突發狀況，還可以隨時回院所找醫師；如果太晚才拔，那發生狀況時很可能診所、醫院已經休診，那將會求救無門，而得掛急診了。

如果一定只能安排晚間拔牙，也請盡量約在早一點的時間，並且吃過晚餐後來拔。拔完後不妨在候診區稍坐一下，等確定沒問題才離開，這是比較穩當的做法。

人工植牙

🦷 1 如果缺牙，究竟該不該做假牙呢？

如果拔掉某顆或某些牙，牙醫師通常會建議，等傷口好了後應該做假牙重建。你可能會想：「做假牙那麼貴，我是否真的非做不可？如果不做可以嗎？」

回答這個問題前，首先要看拔掉的是哪一顆牙。如果今天拔掉的是智齒，而之前的牙齒都完整無缺，那其實可以不必做假牙；但若你缺的是其他牙齒，只要不是多生的贅齒，都應該考慮把缺牙做起來。

如果不做會出現什麼變化呢？我們的牙齒其實是動態的，所有的牙齒會維持穩定的狀態，是因為它的上下前後對應關係都在，如果這個狀態有一顆或多顆牙不見，那所有的牙就會回到不穩定狀態，直到重建新的對應關係。

舉例來說，拔掉一顆下顎的第一大臼齒，如果放著不做，一段時間後就會發現上面對咬的牙齒開始慢慢往下長，後面的第二大臼齒開始往前倒，而前面的第二小臼齒開始往後傾，於是你的咬合狀態完全改變，在咀嚼時就無法像先前那麼順利。又如果拔的是前面的牙齒，那影響的層面就更大，不僅美觀出問題，講話時可能還會「漏風」，不但自信心受打擊，連人際關係都可能受影響。

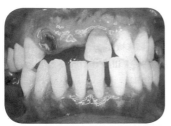

右上正門齒拔除將會影響美觀及
發音

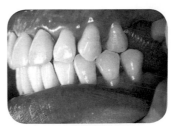

左上第二小臼齒與左下第一大臼
齒拔除後，造成牙齒輕微移位

　　很多人只顧門面的問題，認為前面看得到的部分缺牙才需要
做，後面就不管了。這種錯誤的觀念常在咬合咀嚼出問題後，才
想要尋求補救，但往往為時已晚；有時必須額外矯正牙齒後，才
能再做假牙，反而因小失大又受罪。

　　現在，你是否有了更清楚的答案呢？

2 如果要做假牙，究竟該做哪一種？

　　想要解答這個問題前，得先了解：你可以有幾種選擇？

　　通常假牙不外乎就是固定與活動式兩大類。選擇的關鍵，首
先看口腔的條件為何，再依經濟狀況與接受程度參酌考量，應該
就不難做出決定。

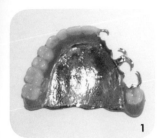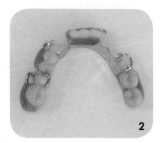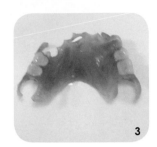

1~3 不同材質與設計的活動式假牙

　　一般而言，若能夠做固定假牙的，建議以固定假牙為優先考慮，因為出來的效果最接近原始狀況、適應期最短，也最美觀。除非是經濟狀況不許可，才會退而求其次以活動假牙來膺復；但活動假牙必須有鉤子掛在其他牙齒上以求穩定，而且必須每天拿下來清洗泡水，所以美觀與便利性就遠不如固定假牙，再加上剛戴的人會有很強的異物感，需要較長的時間來適應，甚至連發音與咀嚼的方式可能都要重新學習。

　　倘若缺牙的部分實在太多，甚至是全口無牙，只能靠人工植牙時，那牙醫師可能會建議以活動假牙優先考慮，因為這兩種選擇的價格差異很大，可能在數倍到數十倍以上。對於一般民眾而言，人工植牙確實是項昂貴的負擔，幾乎是要把一部國產車裝進嘴巴裡，這樣的價格會讓很多人驚訝得雙眼發直、嘴巴大張。

　　但是做了活動假牙，就必須忍受不適感與不便利性；再者，拔過牙的牙床會持續萎縮，一段時間後會發現原來的活動假牙容易鬆動，甚或脫落；就必須考慮在原來的假牙內側重新襯上一層樹脂，如果實在差得太多，也只能考慮再重做一副新假牙了。

因此，在選擇假牙種類時，最好從各項層面去思考評估，找到一個最適合自己的方案。

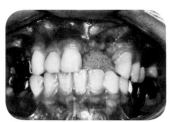

上顎前牙區的缺牙

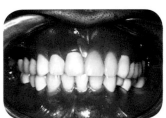

以固定假牙贗復後

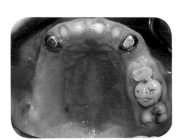

上顎有數顆缺牙

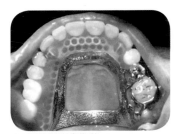

以活動假牙贗復後

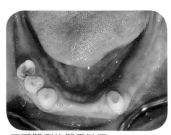

下顎雙側的嚴重缺牙

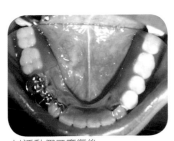

以活動假牙贗復後

🦷3 人工植牙究竟多貴？安全嗎？

前面提及人工植牙現已漸漸成為製作假牙時的另一種主流選擇。一定會有人問：「它究竟多貴？安全嗎？有沒有條件限制呢？」以目前市面上的價格來看，一顆人工植牙的費用約在 6 ～ 10 萬左右，所以若種個十來顆可能就要破百萬，確實所費不貲。而關於安全方面的問題，植牙的操作過程屬於門診手術，局部麻醉下即可進行，只要術前確定血糖及血壓值都在正常範圍，沒有凝血方面的問題，都是非常安全的。

一般而言，術前要先照 X 光或電腦斷層掃瞄，確定齒槽骨的高度寬度是否足夠，了解一些重要的解剖構造位置；如果骨頭不夠，可能要先將齒槽骨墊高，才不會傷到重要的神經血管或鼻竇腔。

而且它是分階段來進行的，第一階段先種入植體，等植體穩固後才進入第二階段，把支柱臺鎖上；等支柱臺也都穩定後，才可以在上面做假牙，從開始手術到假牙做好，大概要花上 3 ～ 6 個月，需要比較長的時間。

現在也有一種立即型的植牙技術，在拔完牙後立刻就種入植體，2 週後就鎖上支柱臺，1 個月左右就可以完成假牙；不過這樣的技術還需要更長的時間來評估成效，也不適合齒槽骨不足或拔牙處有嚴重發炎的患者。

植完牙後千萬不能以為從此一勞永逸，就不必刷牙保養了，其實植牙除了不會蛀牙之外，一般牙齒會出現的牙周病問題，也

一樣會發生喔！如果不好好維持清潔，一旦讓它出現植體周圍發炎，可是會大大升高它的失敗率；屆時如果又需要移除，可又是一項大工程。若想再植第二次，困難度將更高。

　　對於已經失去一次牙齒的患者，這珍貴的失而復得，可要更加格外保護，千萬別重蹈覆轍。

　　由於患者缺牙已久，因此需執行人工植牙的患者，醫師常會告知缺骨補骨、缺皮補皮或抽血（高濃縮自體血小板 PRP），詳細說明如下：

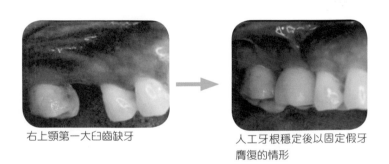

右上顎第一大臼齒缺牙　　　　　　人工牙根穩定後以固定假牙
　　　　　　　　　　　　　　　　贗復的情形

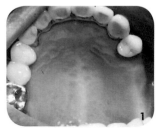
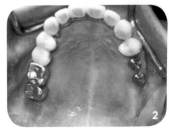
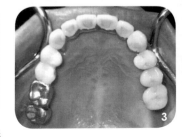

1～3 上顎左側缺牙區植入兩支人工牙根，穩定後以固定牙冠贗復情形

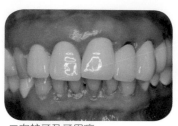

二次蛀牙及牙周病

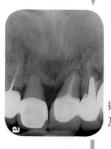

術前 X 光，蛀牙
及牙周病

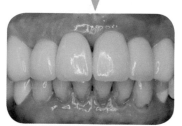

固定牙冠贋復情形

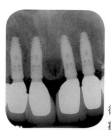

術後植體周圍骨
癒合理想

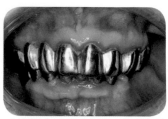

金屬製全口固定假牙，品質不佳
導致牙周病、蛀牙、齒動搖，需
全口拔牙以進行人工植牙

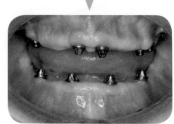

植牙釘柱

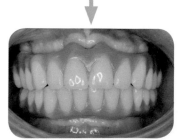

固定可撤式義齒

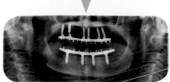

植牙後 X 光

補骨考量與技術

❶ 骨脊保存術

　　拔牙後的齒槽吸收往往造成植牙和贗復上的困難。骨脊保存術是一項用在牙齒拔除時,將齒槽骨吸收最小化和最大化骨形成的術式。臨床上保存齒槽骨的方法很多,包括拔牙時盡量減少對周圍齒槽骨或黏膜的傷害,使用軟或硬組織移植,或是合併使用再生膜和骨移植。患者於拔牙前經過仔細的評估後,採用骨脊保存術可以減少拔牙後齒槽骨的吸收,並有效維持齒槽的外形。

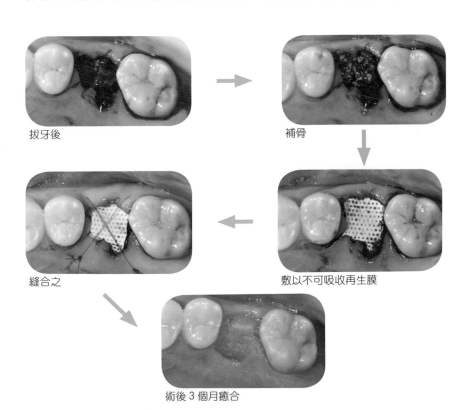

拔牙後

補骨

敷以不可吸收再生膜

縫合之

術後 3 個月癒合

2 骨粉合併再生膜

在牙周引導組織再生術及骨誘導再生術中所使用的阻隔膜片，是用來將缺損的區域分開成兩個隔間。牙周引導組織再生術技術的目的是完全再生具功能的牙周膜，包含新的牙骨質、牙周韌帶及新骨。而骨誘導再生術技術的目的是再生新骨，不同細胞從下層的骨組織慢慢分布至缺損處，以充填這個缺洞。哪一種細胞生長速度快，就先長入這個空洞內。阻隔膜片可防止結締組織與上皮組織快速長入空洞內，而讓骨頭有機會再生。

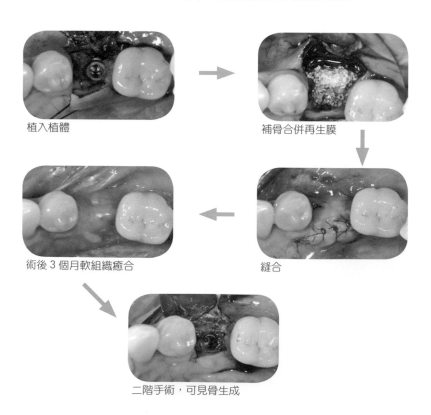

植入植體

補骨合併再生膜

術後 3 個月軟組織癒合

縫合

二階手術，可見骨生成

❸ 上顎骨撐高術

上顎後牙區域常因上顎竇底較低，或是牙齒拔除後因上顎竇腔室擴大，導致植體種植時面臨骨量不足的問題，再加上此區域的骨質較差，因而提高了植牙的風險。臨床上有許多手術方法可增加上顎後牙區的骨量，最簡單的方法是以特殊設計的骨鑿來撐高上顎竇底部，藉由電腦斷層掃瞄或根尖攝影比較手術前與治療後的放射線攝影影像，可以得知上顎竇底被墊高的程度。多數臨床研究結果顯示，利用骨鑿撐高上顎竇底，平均可增加約 3mm 的骨脊高度。

近來年，利用氣球或水壓的術式將上顎竇撐高的術式，經過許多研究，已逐漸成熟，對於增加較多骨量（5 ～ 10mm）或無法接受側開窗的患者，已逐漸成為一個替代性的選擇。

骨高度不足 3 ～ 5mm

經上顎骨增高後，合併同時植牙，經 6 個月後再製作假牙

X 光可見骨量 (高度) 明顯增加

❹ 側開窗術

上顎竇增高數術發展至今已經有 30 年的歷史，這 30 年來有許多的技術、設備與材料等相繼問世，使得這個技術的門檻不再那麼高，慢慢成為門診可執行的手術項目，如果上顎區的骨高度尚有 5mm，可同時進行側開窗術合併植體植入。

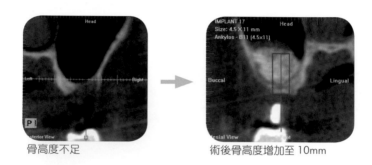

骨高度不足　　　　　　　　術後骨高度增加至 10mm

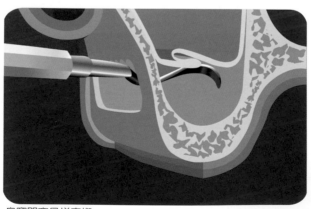

鼻竇開窗骨增高術

⑤ 劈骨手術

　　當遇到骨脊萎縮嚴重的區域（前、後牙區皆可能）時，可能會使用劈骨術來增加骨脊的寬度，以便順利植牙。而傳統劈骨術的做法，技術需求性比較高，可以增加的骨脊寬度有限，再者如果骨脊因劈斷而產生游離情形時，那將損失更多骨質。改良式的骨脊劈開術，可以得到較多與較可預測性的骨植增生，而且操作較為簡單。

　　針對骨脊水平萎縮的病例，得增加寬度時，這時如果骨脊的寬度至少有 3 ～ 5mm 時，使用劈骨術，如同三明治原理一般，可將頰骨增加 3 ～ 5mm，且通常有良好的血液循環，合併放置骨粉與再生膜後，骨質生長的效果通常良好。如果穩定性良好，也可同時置入植體。近年來由於超音波骨刀的問世，這一類手術變得更穩定可行。

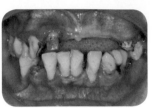

患者上顎前牙區缺牙

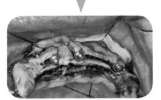

劈骨合併同時植牙

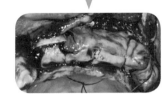

敷以自體膠原膜

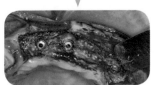

二階手術可見骨量增加

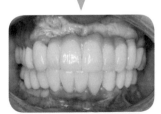

最終假牙復形

6 自體骨移植手術

　　自體骨移植術是患者本身要植牙的位置缺少骨頭，用病患自己身上的骨頭或骨屑，移植到要植牙但缺少骨頭的區域。骨頭的來源不限於口腔內，尤其是缺很多骨頭時，像是口腔癌或特殊的患者，骨頭的來源可能是肋骨或腿骨，平常較常見的是從下巴處或智齒後取得骨塊，這是在缺損比較多的情況下。如果缺損比較少時，會利用做植牙手術在鑽骨頭時，收集鑽骨所產生的骨屑，簡單來說就是拿患者自己的骨頭來補缺損不足之處。

　　患者不用擔心自體骨移植是否會產生排斥的現象，因為自體骨移植是取自己身上的骨頭，所以並不會產生排斥現象，新種下去的骨頭或骨粉經重新生長後與底下的骨頭結合。自體骨移植相對於植牙而言，不一定會比較便宜或比較貴，因為費用會因患者的狀況、手術施作的難度而有所影響，簡單的可能只是稍微的將骨頭刮一刮就可以補了，但也有可能是需要另外從身體別處取得較大量的骨頭，相對而言後者就困難許多，所以手術費用的高低會視手術的困難程度而不同。

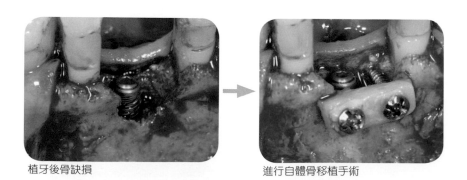

植牙後骨缺損　　　　　　　　　　　進行自體骨移植手術

❼ 強迫萌出術

　　強迫萌出術或矯正突出術是藉用非手術性的矯正技術，以改善牙周組織條件的醫療方案。強迫萌出術主要可改善牙周骨缺陷、減少囊袋探測深度及增加角質化牙齦，並且維持牙周健康及美觀。而強迫萌出術常合併齒槽骨整形手術，臨床上常被應用及處理牙齒牙齦下斷裂或牙齦下齲齒等。近年來，強迫萌出術也被應用在牙科植體學及齒槽脊增高術等方面。因此拔除無救牙之前，運用它執行強迫萌出術後，能夠增加可用的齒槽骨，以及建立一個良好的軟組織外型，有助於植體區塑形及植體置入（詳細說明，可參 P.73 ～ P.75）。

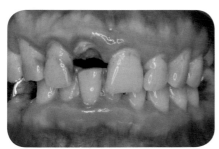

患者牙齒蛀牙牙肉邊緣

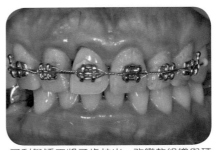

可利用矯正將牙齒拉出，改變軟組織與硬組織的位置，有利植牙進行

患者無法接受補骨手術

有兩個妥協的方法可考慮：

➊ 短植體

短植體提供醫師在一些具有挑戰性的臨床條件情況下具有靈活性。於很短的長度讓醫師能夠很自信地避開一些重要的解剖結構，同時也消除了很多補骨的需要。

使用短植體的優點：

· 避開重要的解剖區。

· 將補骨的需求降到最低。

· 將植體植入的可能提高。

· 提高患者的接受度。

· 簡化治療過程。

· 提供一個臨床證明成功的診治。

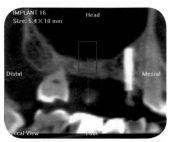

上顎骨高度不足，患者不想進行骨增高術

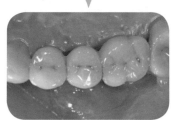

以短植體植後，待 6 個月後穩定，再製作固定假牙

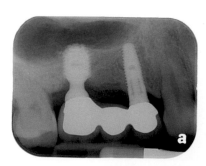

短植體對骨高度不足、患者不想進行複雜手術，有所助益

2 **窄植體**

　　窄植體適用於長期缺牙的牙床，或是鄰牙較近、骨脊太窄的患者。可做固定式假牙，也可做活動假牙，更能避免假牙鬆脫的困擾及不適感。

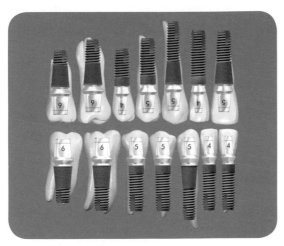

不同齒位需不同尺寸植體

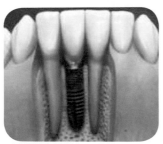

窄植體特別適合下顎前牙區

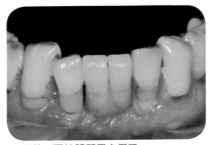

下顎前牙區植體暨固定假牙

補皮考量與技術

❶ 游離皮瓣移植術

「角質化牙齦」是緊實附著在牙齒周圍的軟組織，能防止食物殘渣滲入牙齦溝，且它質地較韌，可承受牙刷清潔牙齒時的摩擦力，能提供牙齒容易清潔的乾淨環境。換言之，角化牙齦的存在，就可比喻成有縮口的衣袖，較能防止異物掉入袖口中。一般來說，沒有補綴物的自然牙周圍，是否有角質化牙齦，對口腔清潔能力好的人並沒有太多差別。可是對人工植牙而言，微觀下牙齦並沒有纖維與植牙相連，在缺乏角質化牙齦的植牙周圍，通常較容易有牙齦發炎的現象。

游離皮瓣移植術是將上顎硬顎區角質化牙齦最多的地區，取出所需游離皮瓣，再將接受區的牙齦去上皮，並固定

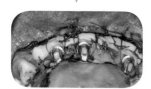

上顎前牙區角化牙齦不足

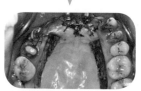

角化牙齦固定縫合後

上顎顎側捐贈區

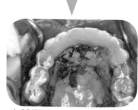

自體膠原膜

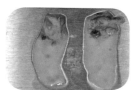

上顎捐贈區先以自體膠原膜止血，再以真空成型膜保護之

縫合。大約 1～2 週，皮瓣初步融合，
2～3 個月後，達到穩定牙齦狀態。

　　如果植體周圍的角質化牙齦不
足，但組織量仍足夠，游離皮瓣移
植術可能是最佳選擇。

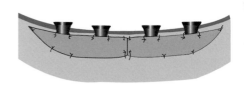

游離皮瓣移植術

② 蒂狀瓣移位術

　　蒂狀瓣是一種帶有血管的皮
下結締組織，對於有較大的骨缺損
區，是一個可以考量的術式。

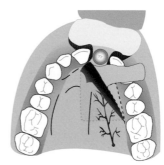

蒂狀瓣移位術

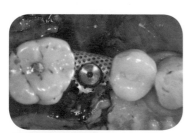

先以鈦膜增加骨量

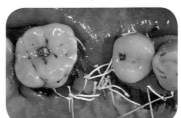

再取頸側蒂狀瓣

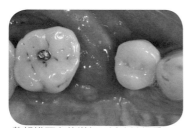

軟組織可有效增加，減少缺損量

縫合固定之

❸ 皮下結締組織移植術

　　皮下結締組織移植術，是在上顎的硬顎區取表皮下、脂肪上的皮下結締組織，再固定於皮下，可有效增加角化牙齦厚度，近年來由於隧道式手術的盛行，皮下結締組織移植術更顯其重要性。

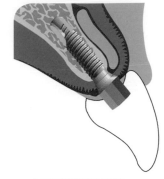

皮下結締組織移植術

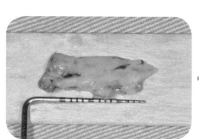

顎側皮下結締組織取下

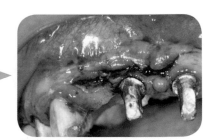

受贈區皮瓣處理

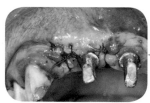

受贈區皮下結締組織縫合固定之

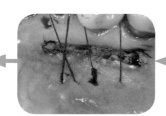

捐贈區縫合固定之

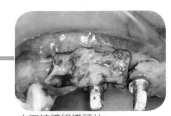

皮下結締組織評估

　　近年來也可藉由富含血小板的血漿（PRP）與纖維蛋白加速
組織癒合，外科醫師處理創傷或手術傷口時，都小心翼翼以避免
感染，同時也期望傷口能加速癒合。現今感染發炎時可借助抗生
素治療，但加速癒合就只是夢想。不免令人想到大力水手卡通中
最經典的一幕，卜派總是在緊要關頭，吃完一罐菠菜後，變得力
大無窮，擊敗壞人笨驢布魯托，救出女友奧莉薇。自體血小板濃
縮產物具有多種正常傷口癒合所需的生長因子、細胞激素與活性
蛋白質，放進傷口內或加入植入物中，就如同卜派吃了菠菜，讓
傷口加速癒合的夢想露出一片曙光。

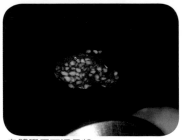

抽自體血 40 ～ 60cc

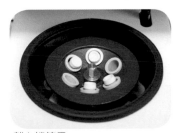

離心機使用

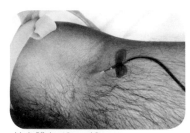

自體膠原可混骨粉

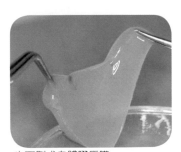

也可製成自體膠原膜

　　自體血小板濃縮產物的演變，也從單純的濃縮血小板，進入需藉由牛的凝血酶與氯化鈣引發血小板活化的 PRP（富含血小板的血漿），再進入完全天然富含血小板的纖維蛋白。血小板內含許多與傷口癒合有關的生物活性蛋白質，包括數種生長因子，如 PDGF、TGF-B、VEGF、EGF、IGF 等，能促進包括幹細胞與修復細胞的移動、增生、分化、新血管生成及膠原蛋白合成的作用，甚至再生新的組織。

　　血小板的濃度越高，生長因子越多。富含血小板的纖維蛋白是由法國 Choukroun 醫師所創，操作時與富含血小板的血漿相同，都是自手肘區抽出 10 ～ 60c.c. 的靜脈血，經過離心機處理而得。相較於富含血小板的血漿，有一些優點：

· 不必添加抗凝血劑與牛的凝血酶，產製的時間較少，且完全是自體的產物，沒有免疫抗原抗體的問題。

· 血液離心時，逐漸地自然形成緻密的纖維蛋白基質，較有耐受力，不像富含血小板的血漿所形成的纖維蛋白很快地就溶解掉。

· 高密集的纖維蛋白基質將血小板、白血球、與細胞激素絆在其間，血小板可慢慢釋出生長因子及活性蛋白質，延長作用時間，富含血小板的血漿則在 1 小時後，幾乎就將全部的生長因子釋出了。

· 緻密的纖維蛋白基質有如生物材料，可支撐與癒合有關的細胞移動與細胞激素的釋放。

· 被纏絆在其間的白血球，具有對抗感染及免疫調節方面的作用。

對於手術焦慮或恐懼患者，亦可考慮門診鎮靜麻醉

　　牙科門診舒眠鎮靜是利用安全性高的鎮靜止痛藥物與技術，使原本意識清醒的患者，快速進入不同的鎮靜深度，以方便牙醫師進行刺激深度不一的口腔診療，包含植牙、拔牙、牙齒美容、牙周病處理、兒童牙醫，或者其他令人感到害怕或疼痛的牙齒手術皆可。儘管如此，牙科門診舒眠鎮靜仍需仰賴牙醫師精湛的局部麻醉技術，來緩解診療期間的口腔疼痛。

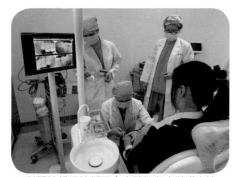

牙科門診舒眠鎮靜配合麻醉師與麻醉護士等

何謂標靶控制注輸？

　　標靶控制注輸是源自於歐洲的新式靜脈麻醉技術，注輸幫浦建置多種鎮靜止痛藥劑的藥物動力學程式。標靶控制注輸藉由電腦估算出適合患者的藥物濃度與鎮靜深度，讓患者在各種口腔治療過程中，從局部麻醉注射到傷口縫合，都能免除內心恐懼，甚至出現部分記憶喪失等現象。當標靶控制注輸鎮靜停止後，患者能在停藥後 5 ～ 20 分鐘內甦醒至鎮靜前的意識狀態，迅速回復生活步調。

牙科門診舒眠鎮靜的藥物與技術

目前有多種鎮靜止痛藥劑（例如 propofol、midazolam、N2O、ketorolac、pethidine 等），給藥途徑包括口服、鼻吸（笑氣）、鼻噴、肌肉、靜脈注射，以及先進的靜脈標靶控制注輸（TCI, target control infusion）等技術。某些院所設置專業的舒眠鎮靜團隊，協同會診患者的身體狀況、牙科焦慮指數、口腔診療內容和舒眠鎮靜需求，為患者量身訂作和選用適當的藥物和技術。

牙科門診舒眠鎮靜的適用對象

舉凡有看牙恐懼的學齡前兒童，或是不易配合診療的身心障礙者，為牙科門診舒眠鎮靜適用對象。還有那些無法或不便在意識清醒狀態下，接受各類口腔診療的特殊需求者，好比可能因診療刺激惡化高血壓、心絞痛和氣喘等疾病的患者，或是排不出多次診療時段，而想以單次長時間方式完成口腔照護的患者。

哪些情況不適合牙科門診舒眠鎮靜？

- 罹患重症病患。
- 肝腎功能異常者。
- 呼吸道疾病異常者。
- 對雞蛋過敏者。
- 懷孕婦女。

注意事項與可能的副作用

❶ 鎮靜前必須禁食至少 2 ～ 6 小時。

❷ 鎮靜後至少休息 20 ～ 60 分鐘,始可離院。

❸ 極少數人會發生暫時性的頭暈、惡心或嘔吐現象。

　　了解這些技術,但植牙前仔細評估也很重要。「醫生,請問我適不適合植牙?」「醫生,請問植牙一顆多少錢?」這是缺牙患者在門診時常提出的問題。隨著科技進步,現代人的牙齒喪失,除了固定式牙橋或活動式局部假牙之外,似乎也有第三種的選擇──人工植牙。這種治療模式,最明顯的優點,就是不必破壞相鄰牙齒的齒質結構,如此一來,可以降低鄰牙日後根管治療及裂掉的情況產生。然而,市面上的植牙診所及廠商如雨後春筍且琳瑯滿目,而且植牙也非萬能的治療方法,因此,在選擇此項治療時,有許多情況均需要詳細評估,方可避開失敗的風險,提高植牙成功的機會。

　　首先評估的就是患者的全身性健康狀況,是否接受過頭頸部的放射性治療、有無血液方面的疾病、糖尿病控制是否良好(糖化血色素小於或等於 7)、有無接受過雙磷酸鹽類的藥物,以及是否有吸菸。以上幾項因素,在國內外都有文獻認為會降低植牙的成功率。

　　其次即是考量患者口內的狀況。通常全口若有許多缺牙、剩餘牙齒有移位或疼痛產生,則建議患者先接受全口放射線及牙周病探測檢查,而非直接在缺牙接受植牙治療。若是許多牙齒的症

狀都很嚴重，必要的話，還得尋求不同分科的意見，例如補綴科、牙周病科、矯正科及牙髓病科，以便擬訂一個最適合患者的治療計畫，此時植牙只是這個整體治療計畫的一小部分，甚至並非適合的治療。但若治療順序相反，則先種的植牙則可能會干擾或影響未來治療計畫的擬定及執行，反而無法定出一個為患者量身打造的治療計畫。

再來則是評估患者全口牙齒的牙周病控制情況。一般而言，臺灣有高達 8 ～ 9 成人口有不同程度的牙周病，若無法在植牙前得到理想的牙周病控制及良好的口腔清潔習慣，未來的植牙勢必會產生類似的齒槽骨破壞，甚至是失敗的情況，所以植牙前的牙周病檢查及控制不可或缺。

最後才是針對缺牙區進行植牙術前的檢查，內容主要包含兩項：電腦斷層的齒槽骨檢查，以及臨床上角化牙齦寬度的評估。專業的植牙醫師，可根據術前的檢查結果，為患者擬定一套安全而理想的手術治療計畫，若以上兩項條件不足者，則需要考慮引導骨再生術及角化牙齦增加術。雖然這些術前的治療計畫不能完全確保植牙絕對成功，但至少可避開一些明顯的失敗因素，相對提高植牙的成功率。

患者若有接受植牙治療的意願時，可參考以上幾點意見，進而了解牙醫師是否有用心擬定一完整的植牙計畫及詳盡的術前評估。而植牙與自然牙相同，在術後也需要請牙醫師進行 6 個月定期追蹤檢查，才能提供患者滿意且成功的植牙治療。

🦷4 假牙吞進肚子怎麼辦？

我記得還在當實習醫師時，曾有位同學在幫患者裝假牙時，不小心讓假牙滑入患者喉嚨；患者驚嚇不已，我的同學也慌了手腳，後來緊急將患者送去耳鼻喉科，才把假牙夾了出來，結束一場虛驚。

電視新聞也不時傳出有患者把假牙吞入的事件，這些新聞固然讓人覺得不可思議，但仍有可能發生，尤其以裝置臨時假牙或假牙年久失修的患者最有可能遇上。

如果是在進食時隨食物一起吞下肚，其實不必過於驚慌，因為假牙不會被消化吸收，大多會藉由排泄物排出體外。只是不知患者有沒有勇氣從排泄物中把假牙挑出來、洗乾淨，再黏回口中？

但比較擔心的是，若假牙長度較長，或是形狀不太規則，就有可能卡在消化道的某個部位；若未從排泄物中發現假牙蹤跡，又出現腹部不適的症狀，千萬不要拖延就醫時間，免得變成腹膜炎。

若是噎在喉嚨處，請保持冷靜，越緊張越不容易取出；這時身邊的人應該趕緊使用「哈姆立克法」，也就是將雙手從病人背後環抱，握拳由其胸骨劍突下方猛力上頂數次，假牙就可以吐出來。

其實這些狀況都是可以預防的。有裝置假牙的人一定要定期回診檢查，當發現有鬆動現象，牙醫師會視狀況判斷能否重新黏

合，或是必須更換新的；千萬不要勉強使用，以免在咀嚼過程中誤吞。而裝置臨時假牙的人，請謹守勿咬過硬的食物或嚼太黏的食物（例如年糕、口香糖），以免將臨時假牙給黏下來。

小心駛得萬年船，不要因一時的僥倖心理，造成難以收拾的局面。

🦷 5 假牙可以用多久？

這個問題很多人都想問，但我的答案是見仁見智；因為這涉及到許多因素。臨床上我有看過用了 30 年仍然堪用的假牙，也看過做不到半年就壞掉的。

首先，要先看這個患者支撐假牙的條件如何，如果用來支撐的牙齒條件不理想，那當然不能預期假牙能維持太長的時間；尤其是有牙周病的患者，若牙齒已有搖動的現象，以這樣的牙齒來

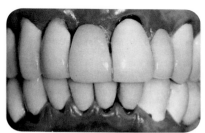

假牙邊緣有金屬黑邊

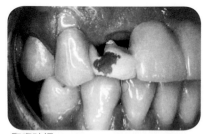

陶瓷破損

做假牙，無異是在沙地上蓋房子，即使勉強裝上了假牙，也可能加重牙齒的負擔，反而加速結束牙齒的壽命。

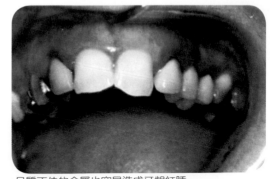
品質不佳的金屬也容易造成牙齦紅腫

其次，能否維持清潔，是延長假牙壽命最重要的因素。倘若支持假牙的條件不盡理想，但患者願意花時間做好清潔工作，還是可以讓假牙多維持一段時間；反之，即使條件再好的牙齒，可能也撐不了太久。

再者，正確的使用假牙也很重要，若不好好愛惜假牙，拚命去啃咬咀嚼一些很硬的食物，那假牙未必能承受得了。尤其有裝瓷牙的患者，因為陶瓷是一種很脆的材質，經不起太強的咬合力，若執意去嗑瓜子、咬螃蟹、啃骨頭、開瓶蓋，那就是跟自己的假牙過不去，假牙折壽是必然的。

而裝活動假牙的患者，在使用了一段時間後，最常面臨的問題就是假牙變鬆；這可能是支持的齒槽骨逐漸萎縮所造成，也可能是掛勾被撐鬆了，可以視狀況做整修，但若鬆動程度太嚴重，還是必須考慮重新做一副。同時要注意絕對不能讓它摔落地面，一旦斷裂，也只好重做一副了。

假牙每天都在使用，當然一定有它的使用壽命，如果願意好好維護它，讓它陪伴個 15、20 年是沒問題的；若是糟蹋它，就休怪它要提前退休了。

6 新做的假牙有問題該怎麼辦？

很多人剛裝上新假牙，很不適應，感覺什麼都不對勁，就認為是假牙做得不夠好，很怕自己花了冤枉錢。

其實不管是固定假牙或活動假牙，都跟原本的自然牙有很大的不同，人體總會有段適應期，因此剛裝上去的頭幾天感覺怪是很正常的，可能得經過幾天的適應，慢慢去習慣它。

但若經過一段時日的調適，仍然覺得很不舒服，甚或在咀嚼時感到疼痛，那可就不是正常現象了；這時應該回到原來的院所，請醫師重新檢視問題所在，或許經過咬合調整後，就能解決困擾。有時需要反覆幾次的調整，才能有最好的結果，無論如何，一定要耐住性子。

看過很多病人，一來就抱怨其他牙科做的假牙不好，想要重做，問他為什麼不回去找原來的牙醫師調整？他就嫌麻煩，要不便是對原來的牙科已失去信心，想找另一家試試。如果是抱持這種心態，通常會予以拒絕，原因是沒有一副假牙是一做出來就完美無瑕，若不調整自己的心態，恐怕做再多副新的也是枉然。

　　還有的病人明明是在別家牙醫做的假牙，卻跑來要我幫他調整，理由不外乎是那家牙科太遠了。這也是很錯誤的態度，因為你的假牙一定是原來做的醫師最清楚狀況，把問題交給其他醫師來處理，有時很難掌握調整的尺度。如果調得好就罷了，萬一調不好，責任的歸屬立刻就成了大問題。

　　所以不要怕麻煩，最好的方法就是回去找原來的醫師，他有責任幫你調整到最佳狀態，這樣才不會讓你的假牙變成孤兒。

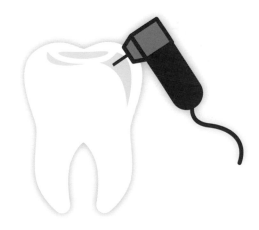

急救

1 牙齒突然好痛應該怎麼辦？

原則上我並不認為有「牙齒突然好痛」這種情形，除非是牙齒受到外力撞擊或不慎咬硬物而斷裂，要不然不應該會突然地痛起來。牙齒會痛多半是長期忽略造成的，所以還是必須回歸到平日的保養問題上，若能養成定期檢查口腔，或是在有小問題時就找牙醫看診，應該不至於會弄到突然劇痛的地步。

如果疼痛已經發生，當然應該儘快就醫，找出問題、對症治療。如果臨時無法上牙科，那可以先把牙齒刷乾淨，或是使用漱口水（若無漱口水可斟酌用鹽水替代）來降低口腔內的細菌量，看看能否改善痛感。此外，也可先服用一顆止痛藥，暫時緩解疼痛。

若有明顯紅腫熱痛的症狀，可稍事冰敷，以毛巾包裹冰塊或使用冰袋敷於疼痛處的臉頰，每敷 10 分鐘應休息 10 分鐘，以不超過 1 小時為宜，也能略為減低痛楚。但須注意，切勿連續一直敷或直接含冰塊，以免造成凍傷。

🦷2 可以自己止痛嗎？可以吃止痛藥嗎？

有些人喜歡用偏方，臨床上我常聽到病人塞正露丸、含米酒、含冰塊、點齒治水、貼撒隆巴斯、喝加鹽沙士……五花八門、不一而足。

其實沒有一種方法是有任何科學根據的，如果患者會覺得有效，可能是這些物品有一些鎮痛或麻醉的效果，再者就是本身的心理作用，但絕不代表牙痛時便可以用這些方法，有時自己亂塞東西可能適得其反。曾經有一位患者自己在家不知塞了什麼藥草，導致蜂窩性組織炎，半邊臉腫得像饅頭。

有的患者會自己隨便買成藥來吃，雖然可以一時止痛，但問題並未根治，若長期自行服藥，不但可能讓問題越發嚴重，更可能造成抗藥性。要使用藥物，還是應當在醫師的指示下服用才安全。

需要注意，市面上的止痛劑雖多標榜不傷胃，仍不宜短時間服用多次，否則易造成肝腎的傷害。重點是要趕快尋求牙醫師的協助，不要因為暫時不痛了，就又放著不管。

還是要再次提醒，平日的預防，才不會造成臨時的困窘，更不要自己充當蒙古大夫延誤病情。

❸ 什麼情形要趕快就醫？

其實牙齒只要有不適的感覺，應該要盡快就醫；而不是一直擱置到不能忍，才想到要上牙科。

但這裡所要問的，應該是一些緊急的狀況，分述如下：

· 跌倒、外傷或咬硬物造成的牙齒斷裂或脫出。

· 外傷造成的口腔軟組織（舌頭、嘴脣、臉頰黏膜）撕裂傷。

· 牙髓壞死造成的蜂窩性組織炎。

· 口腔潰瘍長久不癒。

· 口腔內出現不明的囊腫或硬塊。

· 口腔有不明原因的出血。

· 因打呵欠或大笑而造成下巴脫臼，嘴巴無法閉合。

· 假牙已鬆動，為了怕不慎隨食物吞下時。

有以上的情形時，應盡快找牙醫師做緊急處理，以免造成不可收拾的後果，甚至有可能危及生命。

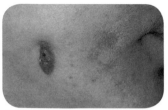

牙髓壞死造成之蜂窩性組織炎

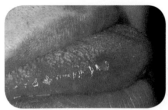

口腔潰瘍

Q4 在牙痛就醫前，可以先用鹽水漱口，緩解不適嗎？

前文提過，牙齒突然疼痛時可以自行先做的處理，清潔口腔是其中之一；至於如何清潔？最重要的當然還是牙刷、牙線、牙間刷等工具，其餘的都算輔助工具。

有時為了能讓口腔內的細菌數較快速有效降低，可以輔以漱口水來漱口，用溫的鹽水當然也可以，不過鹽不必放太多。當組織發炎時，會局部充血，這是造成紅腫熱痛的主因，這時細胞間會有較多的液體；鹽水相較於細胞間的液體來說，算是高張溶液，所以用溫鹽水漱口時，能夠讓組織內的水分往外釋出，減低部分細胞間的壓力，進而讓疼痛得到部分緩解。

在此也要提出一點，有不少人除了愛用鹽水漱口，還喜歡用鹽巴刷牙，認為這樣可以治療牙周病，其實這是個錯誤的觀念。因為鹽巴其實是很粗的顆粒，用鹽來刷牙很容易損傷牙齒及牙齦，長期下來牙齒很容易被刷出一道凹溝，而牙齦也很容易萎縮。

之所以有人會覺得對牙周病有改善，還是跟前文提及的降低組織內水分有關；因為鹽巴會造成細胞脫水，可以使牙周發炎的狀況緩解，但這其實只是假象，畢竟導致牙周發炎的因素並沒有真的消失，患者卻一直沉溺在這個假象裡，以為用鹽巴刷牙可以治療牙周病，等到造成不可回復的傷害時，也已錯失了最佳的治療時機。

所以提醒大家，用淡鹽水來漱口可以，但要適可而止，也不必經常如此，而用鹽巴來刷牙就不必了。

5 牙齦有膿包可以自行弄破嗎？

這個問題一定有很多人遇過，而且有很多人就這麼做了，但答案很簡單，當然是不可以。

「為什麼不可以？」常這樣做的人一定會問：「我這樣做都沒什麼問題啊！」

我只能說這是運氣好，因為一般人會用的工具不外乎是縫衣針、牙籤一類的尖銳物品，甚至

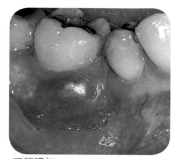

牙齦膿包

徒手就把它壓破，但這些都沒有經過徹底消毒。用這樣帶有細菌的東西去刺破身體組織，很容易就把細菌給帶進去，造成感染的機會非常高，嚴重時甚至可能引起蜂窩性組織炎或菌血症。尤其要請大家注意，這對於有心臟瓣膜方面疾病的患者，其實，有著致命的危機。

正確的做法，建議應該找牙醫師處理。醫師會使用消毒過的器械來劃開膿包做引流，並使用碘液來沖洗患部，必要時會留置

引流管，這樣才能把膿液清乾淨。而且，醫師還要找出造成膿包的主要原因，才能真正解決問題，否則這個膿包可能會反覆出現。

　　如果真的不方便上牙科求診，而又忍不住手癢想去弄破膿包，那至少要先確定使用的工具無菌；若是縫衣針，可以先在火上燒個幾秒，達到滅菌效果後再用。刺破膿包後，可以使用漱口水來減低患部的細菌。最重要的，還是以盡早就醫處理為上策。

🦷6 口腔燙傷怎麼辦？

　　為什麼會導致口腔燙傷呢？通常都是因為突然喝下過燙的茶水或熱湯，也有少數人是不慎喝下強酸、強鹼、農藥等，才會造成口腔灼傷。症狀輕則導致口腔水泡、脫皮、潰瘍，重則造成黏膜組織變性、纖維化、白斑症等癌前病變。

　　要預防口腔燙傷，首先就是要避免太熱的食物。但是，臺灣人很喜歡吃火鍋，而滾熱的食物燙傷口腔黏膜，會造成潰瘍（俗稱嘴破）的機會大增，因為火鍋湯汁的溫度可高達 120℃。但口腔適宜接受的溫度在 60℃ 以下，若不待冷卻即吃，很容易燙傷口腔、舌部。最危險的是，那些患有口腔黏膜白斑症或扁平苔癬等癌前病變的人，火鍋的高溫和調料的刺激，都會使這些病情加重。

　　如果患者又熬夜或菸酒不忌，更易加重口腔潰瘍的嚴重度，並使面積擴大，這種疼痛相當難熬，將嚴重影響口腔運動與進食。

　　目前除了在患部塗抹口內藥膏（如 Kenalog、Dexaetin 或止痛藥膏等），可減緩疼痛感或縮短病程，並無特效藥。重點是，不要再攝食滾燙食物，宜改用冷涼食物，減少對燙傷部位的刺激，並保持口腔衛生避免感染。

　　如果口腔燙傷，由於腫脹可能影響呼吸道，因此急救一定要快，使患者脫離熱源，以大量冷水漱口，並將患者置於涼爽處，保持穩定的側臥位，儘快送醫處理。

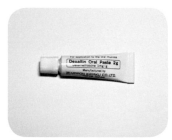

口內藥膏

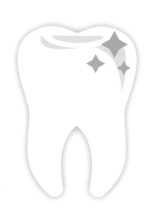

關鍵 3

做好牙齒
日常護理

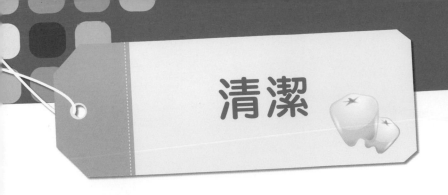

清潔

01 如何選購牙膏、牙刷、漱口水、牙線等口腔清
潔用品呢？

　　市面上的口腔清潔用品琳瑯滿目，常上大賣場的人一定覺得
很頭大，光是牙刷、牙膏的廠牌就有十餘種，更別提還有漱口水、
牙線、電動牙刷等用品，究竟該怎麼選擇呢？

　　首先要有個觀念，絕不是越貴越好；有的人崇尚名牌，以為
只要是最貴的，品質一定最好，其實一把適合自己的牙刷不一定
很昂貴，重點在它是否真的好用，能否有效清潔口腔，又不會傷
害牙齒牙齦。

　　牙膏也是如此，別被一大堆廣告的吹噓所迷惑，其實有很多
牙膏標榜的效果都未經證實，像治療牙周病、美白牙齒等。仔細
想一想，如果用了這些牙膏，就能把牙周病治好、就能達到美白
效果，那還需要牙醫師嗎？

　　還有的人則是貪圖小便宜，買東西不問品質，只在意價格。
每次都趁打折時搬一大堆回家，全家大小用同樣的牙刷、牙膏，
其實這也是不對的。大人有大人用的牙刷，小朋友也有屬於他們
專用的產品，口腔清潔用具是要依年齡來分眾的，否則恐怕達不
到清潔的效果。

　　口腔清潔用品是每個人每天都用得著的東西，可能是某些人一天的開始，也是某些人一天的最後一件事，這麼重要的「朋友」，怎能不慎選？

　　下文會先談個梗概，接著再個別討論單一的用品。

⓶ 抗敏感的牙膏到底有沒有效？

　　近年來電視廣告上常出現標榜可以抗敏感的牙膏，很多病人都會問，那些昂貴的牙膏到底有沒有效啊？

　　根據一些臨床的醫學研究報告顯示，大概 60% 左右的牙齒敏感患者使用過後覺得有所改善。這樣的數據不知會不會讓你對這類的產品有些信心？

　　其實說起來，這類牙膏運用的原理也很簡單。前文提過，牙齒敏感的原因中有一部分是因為琺瑯質的損耗，造成象牙質的暴露。象牙質的構造中有許多的小管子通到牙髓腔（內含牙神經及血管），一般相信，敏感問題就在於外界的刺激（包括冷、熱、酸、甜），透過象牙質小管傳到牙髓腔才造成的。所以要控制敏感，就得把這個通路封閉起來。

　　於是，聰明的牙膏製造商就在牙膏裡加入一些硝酸鉀等鹽類，利用這細小的顆粒把象牙質小管的開口堵住，以阻斷刺激的傳遞。但這樣的原理只對象牙質暴露所造成的牙齒敏感有效，所以只有 60% 的人覺得有改善。如果你的齒質敏感原因不是這一類型，就比較難期待抗敏感牙膏能帶來太好的效果。

建議還是應該先找牙醫師確定牙齒敏感是什麼原因造成的，再花錢買這類的產品。而沒有齒質敏感的人，倒不必特別花貴 2、3 倍的價錢來用抗敏感牙膏，畢竟大概也不會有什麼預防的效果。而使用者也不能期望在 2、3 天內就能感覺成效，這類產品都需要較長時間的連續使用，心急不得。

不過如果可以，不妨不定期更換不同品牌，比較一下各家產品的效果如何，對牙齒的保健也許更有幫助。

🦷 **3** 漱口水可以取代刷牙嗎？

有的人以忙為藉口，把無法仔細清潔口腔的錯都歸因於自己太忙，其實每天撥一點時間好好照顧自己的口腔，不必花很多時間。

因為懶，所以凡事就想速成，於是有人就會想，既然沒時間好好刷牙，那就用漱口水代替吧！究竟漱口水能不能替代刷牙呢？漱口水確實能有效殺死或抑制口腔中多種致病菌，但它的原始用意並不是要大家從此不必刷牙，而是當我們有些不方便時，暫時的替代品。例如，有的人可能因為手受傷而無法或不方便刷牙；有的人顏面部受傷或口腔內動手術也暫時不能刷牙；有些身心障礙者的刷牙做得不夠徹底時，也可以用漱口水作為輔助。

除此之外的正常狀態，牙醫師並不會鼓勵或建議大家把漱口水當成每天固定的口腔清潔方式。因為長期使用漱口水，其實也會帶來一些副作用。最常見的就是造成牙齒的染色，漱口水中的殺菌成分與牙齒表面的牙菌斑結合後，容易在牙齒表面留下茶色

斑痕，影響美觀。其次是造成味覺的改變，甚至導致短暫的味覺喪失；因為漱口水的成分會影響味蕾的味覺細胞，不過只要停止使用，味覺就會漸漸恢復正常。

比較嚴重的影響是，它可能造成口腔的伺機性感染。由於口腔內有許多菌叢，但未必都是對口腔不好的細菌，也有部分細菌其實是有保護口腔的功能，但漱口水一進來，不管好壞細菌一律通殺；這麼一來，原本具有保護作用的細菌也跟著消失殆盡，短期來看影響不大，但若長此以往，口腔的抵抗力便會開始下降。若此時有一種很強的致病菌進入口腔，那簡直就是敞開大門歡迎，毫無招架之力，反而更容易造成感染。

所以若非必要，不要把漱口水當成天天固定使用的工具，建議一週用個 2、3 次，作為輔助用品就好，適當使用可以維持口腔健康，又不會有副作用，重點是刷牙絕不可偏廢。

🦷 4 怎麼選擇牙刷？多久換一把牙刷？

牙刷是每個人每天都會用到的東西，卻很少人知道怎麼選一把適合自己的牙刷。其實只要掌握幾個原則，就可以選一把適合自己的牙刷：

- **刷毛不要太硬**：有些人覺得一定要硬毛才有刷牙的感覺，才能把牙齒刷乾淨，其實是非常錯誤的觀念；使用太硬的刷毛，不但可能會傷害牙齦，也會將牙齒刷出一道凹溝來。
- **刷頭不要太長**：有人以為刷頭越長刷起來越省時省力，這也是

不正確的，因為太長的刷頭常無法伸到最後面的區域，使後牙區的清潔大打折扣；所以不妨選擇短一點的刷頭，清潔效果會比較好。

- **刷柄最好有一點彈性：**太硬的刷柄使用上比較不順，有點彈性（但不能太軟）的刷柄可以順著牙弓的弧度運行，操作上比較合乎人體工學。

　　只要合乎上述幾個標準，應該不難選到好的牙刷。但一把牙刷可不是用不壞的，到底多久該換一次呢？這應該跟每個人的使用頻率有關，有的人一天刷 2 次；有的人一天刷 5 次，損耗的速度一定不同，不可能用同樣的標準來汰換牙刷。所以有的人說 1 個月換一支，有的說 3 個月，都對，也都不對。

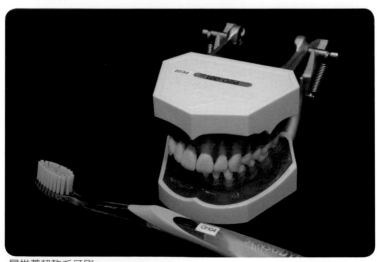

最推薦超軟毛牙刷

現在有些牙刷設計出一些指標，當牙刷使用一段時間後，刷毛上的指示劑會逐漸褪色，藉此來告知使用者何時該換牙刷，這樣的設計也不錯。如果你的牙刷沒有這樣的設計，其實有個方法也可以當作參考指標，把牙刷反過來看，如果從牙刷的背面看過去，可以看到外翻的刷毛，就表示牙刷應該更新了。

牙刷是有使用壽命的，千萬不要一把牙刷用到了開花還在用，這樣不但沒有清潔效果，反而會傷及牙齦、牙齒。而且這樣的牙刷也可能藏汙納垢，沾附很多細菌，對口腔衛生有負面影響，不可等閒視之。

5 電動牙刷比一般牙刷好嗎？

現在很多人都喜歡用電動牙刷，覺得電動牙刷的清潔效果一定比普通牙刷好。事實上，根據醫學報告顯示，只要使用正確，這兩種牙刷的清潔效果並沒有明顯的差異。

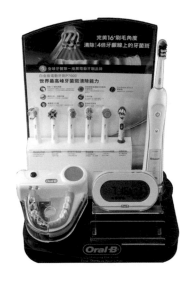

這樣說可能使很多人有點失望，但並不是說大家不應該使用電動牙刷，而是東西不管再好用，也要正確的使用才可發揮最好的效果。其實，電動牙刷對某

些人來說，確實是有優點的。

　　對於雙手轉動不方便或不很靈活的人，確實是可以優先選擇電動牙刷，讓不方便用一般牙刷的朋友達到更好的口腔清潔效果。就這點而言，它是值得推薦的。此外，為了讓小朋友有更高的意願去刷牙，電動牙刷確實扮演了比較新鮮的角色；但應該要注意的是，新鮮感總有喪失的時候，如果只從這個角度切入，最後還是要回歸正確使用牙刷的本質，否則再好再貴的電動牙刷放著不用，還是不能發揮其功能。

　　電動牙刷也不盡然樣樣都優於普通牙刷，價格昂貴就是其中之一。一把電動牙刷少則數百元，多則好幾千元；如果拿來買普通牙刷，可以買幾十支，甚至上百支，你算算可以用多久？對於經濟狀況不是很富裕的家庭，這可是相當大的負擔，也是它無法普及化的主因。此外，由於它需要充電或裝置電池，攜帶上也不如普通牙刷方便，當它故障時，亦很難用它來當一般牙刷刷牙，所以邊際效益就打了一些折扣。

　　其實，只要使用方法正確，電動牙刷和普通牙刷都一樣好用，不必迷信電動牙刷一定比較好；當然若為了新鮮感或其他理由想去嘗試一下不同的刷牙感受，也無可厚非，只要不是 3 分鐘熱度，挑選喜歡的並善加利用它，就會是一把好牙刷。

6 刷牙一定要用牙膏嗎？

我們從小就被教育刷牙時應該用牙膏，於是這個觀念根深蒂固，好像不用牙膏就不像刷牙或一定刷不乾淨。

其實這個觀念並非很正確，因為有醫學研究報告顯示，用不用牙膏的清潔效果其實沒有明顯的差異。那是否表示以後刷牙都不必用牙膏呢？也未必，因為牙膏還有其他效能，仍然有值得肯定之處。一般牙膏的主要成分大概都是表面活性劑、甘油、磷酸鈣、果膠或藻膠，外加一些香料或清涼劑；刷牙時利用其中的細小顆粒的摩擦，把牙齒表面的菌斑或汙垢清潔掉。

牙膏除了基本的清潔功能之外，有的牙膏會有添加物，例如氟化物；長期微量使用下，確實能有預防齲齒的效果。有的牙膏添加硝酸鉀，變成具有抗敏感功能的牙膏。有的牙膏會加入漱口水配方，標榜能有效殺死口腔內的致病菌。有的則加入一些漂白藥劑，號稱刷了能美白牙齒。還看到有的牙膏加入中藥草萃取物或蜂膠，就成了治療牙周病的牙膏。

產品千奇百怪、花招百出，但是否真有其宣傳的效果？相信很多人用了後還是有點失望。所以不必太相信業者打的廣告，如果把牙膏當作一種日常消費品，當然是可以每一種輪流買來用用看，但一般說來還是會在固定的一兩種品牌間挑選。挑選的原則是自己用得慣、味道能接受、不要太刺激；也不要內含顆粒太大的，像牙粉就不太適合，因為顆粒太粗，很可能造成牙齒的刷耗。

有些父母會幫小朋友購買兒童牙膏，最大的不同在兒童牙膏添加香甜的水果香料，如果可以藉此成為吸引小朋友的刷牙動機，當然也是不錯的選擇；不過要注意小朋友不要勿吞入太多的牙膏，以免造成肚子不舒服。

重點是，不要迷信貴的就一定好，刷牙方式的正確比用哪一種牙膏更重要！

🦷7 一定要用牙線嗎？會不會越用牙縫越大？

很多人以為清潔牙齒只需要牙刷就夠了，其實牙線跟牙刷一樣重要。

牙刷主要的功能在把牙齒的內外表面清潔乾淨，但牙齒之間的齒縫可就不是牙刷能夠進得去的地方了；很多人因為忽略了這個區域，

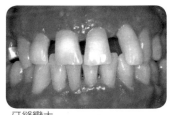

牙縫變大

所以造成蛀牙，也因為初期不易發現，等到感覺不舒服時，通常都已經蛀得很深了。既然牙刷清不到牙縫，只好靠更有效的清潔工具——牙線。一般牙線可分為含蠟及不含蠟兩類。

含蠟的比較容易通過牙間最緊密之處，但因為它光滑，清潔效果反而沒有那麼好；不含蠟的牙線在使用上或許沒那麼滑順，需要多一點手勁，但摩擦力大，清潔的效果比含蠟的好。所以各有優缺點，就視個人喜好來選擇。

　　有人擔心使用牙線是否會讓牙縫越來越大，其實這是多慮了。適當使用牙線不但不會擴大牙縫，還可以維持牙齦高度不易萎縮。反倒是喜歡用牙籤的朋友應該要注意，牙籤不但容易傷害牙齦，造成牙縫變大，而且還不一定能把食物殘渣清出來，有時反而會把穢物越刺越深，引起牙周發炎，甚至化膿。

　　也有人不習慣牙線的操作方式，改用牙線棒取代。牙線棒雖比牙籤好一點，但因為它的長度短，又不像牙線可以彈性調整來順應牙齒的弧度，所以清潔效果自然就比不上牙線。而且要注意的是，如果一支牙線棒就從頭用到尾，可能不僅沒有清潔效果，還把細菌從一個牙縫傳到另一個牙縫，其實並非衛生的做法。

　　如果你的牙縫已經變大（肉眼可明顯看出牙縫黑色區域，或是牙齒與牙齒間已無接觸），牙線不易使用，此時應該改用牙間刷，它有不同的寬細以配合牙縫大小來使用；牙線與牙間刷可說是清潔牙縫的兩大利器，一定要與牙刷搭配使用（先用牙線或牙間刷將齒縫的汙垢清出來，再以牙刷將牙齒表面刷乾淨），才可以讓清潔口腔毫無死角，達到最完滿的效果。

🦷8 不方便刷牙的時候，可以嚼口香糖替代嗎？

　　這是很多人挺天真的想法，總想用一些自以為有效的方式來遮掩自己的疏懶；但是很抱歉，必須說：這無疑是自我安慰。

　　嚼口香糖實在是稱不上具有清潔牙齒的功效，但在嚼食的過程中，因為會刺激唾液腺分泌較多的口水，就可以幫助口腔進行

自清作用；此外，大量的口水也可以提高口腔的酸鹼值，讓牙齒避免被酸性物質侵蝕。這勉強算得上是嚼口香糖帶來的優點。

也有人嚼口香糖是為了遮掩不好的口氣，這樣的方法乍看有效，但只是治標卻不能治本；口臭必出有因，若不把原因找出來加以改善，光靠吃口香糖是無法解決問題的。若是因為剛巧吃了重口味的食物，又無法馬上刷牙，嚼片口香糖確實可以化解一些不必要的尷尬。

在選擇口香糖上，盡量不要選擇糖分過高、太甜的，因為我們要利用的是口香糖的輔助功能，如果口香糖含糖量過高，不但無法平衡口腔酸鹼值，反而有可能因此增加蛀牙的機會，那就適得其反了。

嚼口香糖也有需要注意的事項，最好不要長時間吃，因為長時間咀嚼，可能會讓牙齒磨損，造成琺瑯質的損耗；也可能造成咀嚼肌的過度使用，出現臉頰痠痛，或是顳顎關節疼痛的症狀，所以要有節制。最好在飯後吃，嚼食的時間以不超過半小時為宜。

此外，若剛補完牙或有做臨時假牙的人，也不適合吃口香糖。剛補好的牙齒可能還沒完全硬化，若馬上嚼口香糖容易把填補物沾黏起來。做臨時假牙的人更要注意，臨時假牙的材質是樹脂，本來就容易被黏性食物黏住，再加上只是用臨時黏膠黏著，黏合力量較弱，很容易就會被口香糖黏起來。若是後牙還好，倘若前牙被黏起來，那可就糗大了，可能當眾成為「無齒之徒」，千萬不要讓這種事成為一生難忘的經驗喔！

🦷9 一天到底該刷幾次牙？什麼時候刷？

原則上只要吃過東西，都應該刷牙，但說來容易做來難，有些場合也不方便，所以只好視個人狀況而定。

有的人認為應該至少早晚各一次，這樣的說法並不完備；一來刷牙所重視的，品質高過於次數，效果不彰的刷牙，就算次數再多也無意義。二來時間的定位不明，早晚指的是什麼時間呢？如果真的只能早晚各刷一次，那會比較建議在早餐後及睡覺前。

很多人會問，為什麼不是起床後？這也是我們從小被教育下的錯誤觀念，其實如果在前一天睡前已經徹底刷過牙，起床後並不需急著刷牙，因為這段時間並沒有進食，牙齒不至於變髒，反而是吃完早餐後才應該刷牙。

大多數人總是起床後把牙刷乾淨了又去吃早餐，結果早餐吃完後牙齒又髒了，那就完全失去之前刷牙的意義。如果擔心起床後的口氣不佳，那是因為睡覺時口水分泌後留滯口中的關係，其實頂多漱個口即可，等吃完早餐後再好好刷才是正確的觀念。

而睡前刷牙則是比較沒有爭議的。因為一天到了此時，應該是最放鬆、最有時間好好刷牙的時候；而牙齒經過了一整天的使用後，也到了應該要總整理的階段。所以這一次絕不可省，更不能草草了事，所有該用的潔牙工具包括牙刷、牙線、牙間刷都應該用上，才能為這天畫上一個完美的句點。

其他時間若場合允許，也都不該偷懶。我常建議一些上班族

可以在辦公室放把牙刷，中午吃完飯就可以刷刷牙；學生其實也可以在書包裡放把牙刷，建立好的刷牙習慣。要知道牙齒上的汙垢會隨留存時間的拉長而增加黏附力，若越早清除越省時省力，如果都留到睡前再來清，就要花更多的時間與精神才能清得徹底，如何取捨就看你自己。

ⓦ10 刷一次牙該花多少時間？

之前有一則新聞報導，牙醫師建議國人每次刷牙至少要有 3 分鐘，才可以有效清潔牙齒。我雖不知這 3 分鐘的理論依據是從何而來，但確定的是，大多數人平均刷牙的時間都低於這個標準，所以牙醫師團體才會提出這樣的呼籲；希望大家把刷牙時間拉長，以提升口腔衛生的清潔程度。

姑且不論 3 分鐘是否足以將一整口牙清乾淨，先請捫心自問，你每次刷牙都有達到這個標準嗎？如果沒有，那你一定刷得不夠乾淨；如果有，也不必太高興，還得看看你的刷牙方式是否正確。

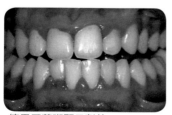
使用牙菌斑顯示劑前

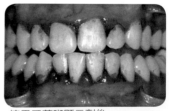
使用牙菌斑顯示劑後

要更清楚自己的牙是否刷乾淨了，當然也可以藉由「牙菌斑顯示劑」的幫助，只要幾滴就可以讓牙菌斑無所遁形。

以現在大家推廣的貝氏刷牙法來說，32 顆牙裡裡外外都要刷得乾淨，其實 3 分鐘只勉強夠用，還未必真能清到牙縫裡。反觀你自己的刷牙，是真的符合貝氏刷牙法嗎？還是連貝氏刷牙法是什麼都不清楚？是不是都是左邊刷刷、右邊刷刷，然後漱個口就交代了事呢？

還是要強調一句，注意刷牙的方式是否正確遠比關注刷了多久要來得有意義。因為一旦掌握了正確的刷牙方法，所花的時間自然不可能太短，至少絕對不會少於 3 分鐘，所以就不必去擔心時間夠不夠久的問題了。

希望不久的未來，不需要再去提醒刷牙至少幾分鐘的問題，這樣口腔衛生教育才算是成功了。

ⓦ11 何謂貝氏刷牙法？

貝氏刷牙法是目前牙醫界最為推薦的刷牙方法，因為它是最為簡單易學又有效的潔牙方式。其實刷牙並不困難，但很多人卻無法做得徹底，才會讓蛀牙率及牙周病盛行率居高不下；每個人每天都在刷牙，你又是怎麼刷的呢？你的刷牙方式正確嗎？

現在就把正確的刷牙方法操作步驟條列如下，大家照著做，熟悉了，對牙齒保健有很大幫助：

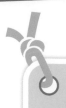

① 將拇指前伸，以比
「一級棒」的手勢來
握牙刷。

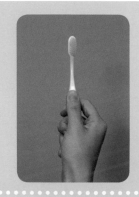

② 將刷毛對準牙齒於牙齦的交接處，刷上排牙時刷毛朝上，
刷下排牙時刷毛朝下。

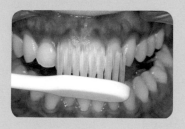 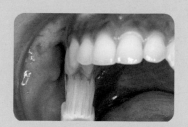

③ 刷毛與牙齒呈 45 ～ 60 度角，將刷毛向牙齒輕壓，使刷毛
的側邊與牙齒表面能有最大範圍的接觸。

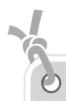

④ 循一定順序由右上方外側最後兩顆開始，以水平方向來回刷 10 次，之後以兩顆為單位逐步往前，一路刷到左上方外側最後兩顆。

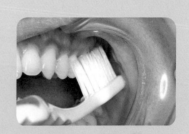

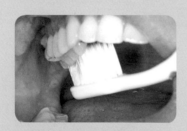

⑤ 由左上方內側最後兩顆一路再刷回右上方內側的最後兩顆牙；下排的牙齒也是循這樣的順序來刷，右邊開始、右邊結束。

⑥ 最後再刷咬合面，一樣由右往左兩顆兩顆刷。

⑦ 刷右邊外側用右手、刷左邊外側用左手。

⑧ 刷右邊內側用左手、刷左邊內側用右手。

⑨ 最後別忘了臉頰黏膜、上顎軟組織、舌頭也都要刷一刷，才算是完成整套刷牙的工作。

刷牙的順序

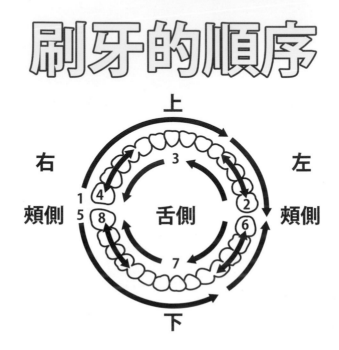

　　剛開始練習時最好對著鏡子來刷，比較知道自己刷的位置正不正確，尤其在牙弓轉彎處。要一下子把自己多年來的刷牙方式更正過來或許不太容易，但多練習幾次，會發現這樣刷其實更省力、更有效率。

Ⓦ12 怎樣使用牙線？

　　介紹完刷牙方法，當然也不能漏了牙線，因為牙線才能把牙縫清乾淨，牙刷搭配牙線，才算是完整的潔牙。步驟條列如下：

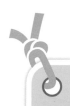

① 拉取一段 45 公分長的牙線,約與一隻手臂同長。

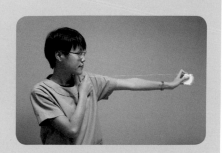

② 牙線的一端纏繞在一手中指的第二指節約 2、3 圈,然後在距離約 25 公分處,同樣將牙線纏在另一手中指的第二指節。如此一邊鬆一圈、另一邊繞一圈,潔牙過程中就能一直有乾淨的牙線供使用。

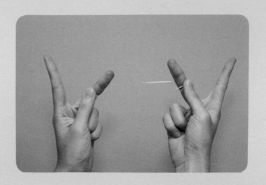

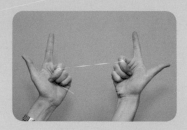

③ 此時將手掌翻轉使掌心向外、兩拇指向內並互相接觸，使兩拇指與兩食指呈直角，看看可否將牙線繃緊；若可以就表示中指間的牙線長度正確。

④ 以拇指比「一級棒」的手勢，食指朝上，一手的拇指與另一手的食指一起繃緊牙線，且通過手指頭多肉的地方，使牙線在兩指尖約 1 公分寬，此時兩手指都打直，指甲對指甲。

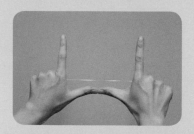

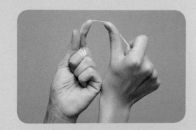

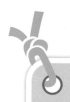

5 把牙線帶入牙縫，並沿牙面
滑進牙齒與牙齦的交接縫
內，直到遇自然阻力為止。
然後將牙線貼著牙面繃緊，
並做上下刮的動作，直到聽
到「嘎、嘎」聲為止。

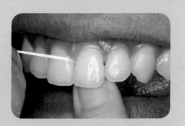

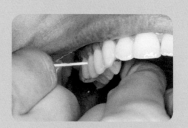

6 刮完一邊的牙面後，再
刮同一牙縫的另一邊
牙面。

7 剛開始練習時，由正中
門齒開始循序向後牙移
動，直到最後一顆牙的
最後面為止。

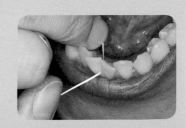

操作牙線時也有一些訣竅：

1 操作右邊前牙區時，用右手拇指；左邊前牙區則用左手拇指，比較順手。

2 當拇指與食指的搭配做到嘴角時，拇指便漸感不便。此時可改用食指來搭配食指，一個食指在牙齒內側，另一食指在牙齒外側，這樣不但容易進入後牙區，且不會拉扯嘴角。

3 下顎前牙區仍用一拇指搭配一食指操作，此時食指調整為由上往下，其要領為該食指手的手臂抬高。下顎後牙區與上顎一樣，用兩個食指來搭配。

剛開始操作一定會不習慣，甚至口水流滿地，但千萬不要因此放棄，多練習幾遍，很快就會抓到要領的。

13 牙齒到底多久該洗一次？

很多人都洗過牙，其實洗牙只是俗稱，正確的說法應該是「全口牙結石清除」。

既然是牙結石清除，牙結石就成了重點；倘若累積了一定量的牙結石，很容易導致牙齦發炎、刷牙流血、引發口臭，若再不處理，就會轉變成牙周發炎、起膿包、牙齒動搖；嚴重時只好犧牲掉出大問題的牙齒。

因此多久該洗一次，應該要視個人的口腔清潔狀況而定；如果勤於使用牙刷牙線的人，牙結石的生成比較慢，或許一年左右洗一次就可以了；如果口腔衛生不佳或有些行動不便而不易刷牙

的人，可能牙結石累積相當快速，大概 2、3 個月就應該清洗一次。只是因為我們的健保只給付一年 2 次的洗牙費用，所以很多牙醫師就乾脆建議病人：應該半年洗一次。這樣其實有點一視同仁，卻忽略了每個人的不同需求。

　　若要沒什麼結石的人硬是半年洗一次，似乎有點矯枉過正；而結石太多的人拖到半年才洗，好像也延誤了牙周的健康。所以還是應該要視自己的狀況來洗，避免過猶不及。容易生成牙結石的人不要等到半年，可能 3、4 個月就該洗一次，但未達健保給付規定時間額外洗的部分，就請自行付費。

　　至於口腔衛生做得很徹底的人，倒也不必死守著半年一定洗一次的成規，現在的超音波洗牙利用的是高速的震動，將牙結石震鬆後以水柱沖下來。如果明明沒什麼結石卻一直用洗牙機頭在牙齒表面上震，當然也可能將微量牙齒表層的琺瑯質給震下來，反而傷害了牙齒。

　　重點是每半年應該要定期上牙科檢查口腔，由牙醫師的專業來判斷是否應該要洗一洗牙結石了，那就不必操心多久該洗一次牙的問題囉！

美形

🦷 1 牙齒為何會染色？

正常牙齒的顏色，是由牙冠部分的象牙質所表現出來，透過無色透明的琺瑯質，呈乳黃色；東方人的牙齒通常比西方人要來的黃一些。且由於個人體質、發育時的環境、年齡的增長，加上琺瑯質的磨耗，會使牙齒的生長，表現出深淺不同的黃色。

在牙齒發育的過程中，因為藥物的影響（例如四環黴素），會將牙齒染成黃褐色；因為攝取過多的氟離子，牙齒會加上許多白色斑點；生活上飲食的習慣，也常會將牙齒染上褐黑色：如常抽菸、嚼檳榔的人，牙齒一定變褐黑色；長期喝茶、喝咖啡、喝可樂或服用中藥湯等有色素的飲料的人，牙齒也常被染黑。食物、蔬菜內的重金屬離子，也會將牙齒染色。

牙齒出現齲蛀，填補銀粉也會使牙齒變黑；牙髓壞死或做完根管治療也會改變牙齒的顏色；牙結石的堆積也會造成齒頸部、牙齒鄰接面等局部地區呈現黑色。

目前牙醫師能做的牙齒美白工作大約有下列幾項：

· 超音波洗牙：健保給付的洗牙，主要是針對清除牙結石的部分。

· 橡皮杯加上拋光劑打磨：這是傳統的牙齒美白方式，糊劑用的是 Prophylaxis Paste（拋光劑，成分多為氫氧化鋁）。

- 牙齒噴砂處理：由水、空氣、顆粒所組成的牙科噴砂處理機，可以將牙齒表面上所有的染色清除乾淨。
- 居家活性牙齒漂白：藉著個人牙齒漂白牙托，放入 10％的碳酸鹽過氧化氫，將它牢牢套在牙齒上。隨著藥物作用時間的增長，牙齒的顏色會漸漸變淡、變白。
- 電漿牙齒美白：它一樣是利用過氧化物藥劑，塗布在牙齒表面上，經電漿機器照射、去活化，催化藥物的氧化還原反應，而達到牙齒美白的效果。

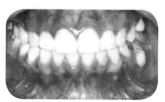
正常齒色

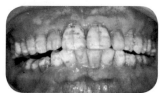
齒色變黃

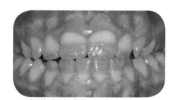
四環黴素造成的牙齒染色

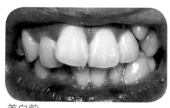
美白前

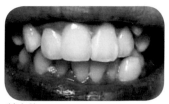
美白後

2 牙齒美白有效嗎？

現代人越來越注重美觀問題，不僅皮膚要美白，牙齒也不能例外。牙齒美白的治療歷史其實並不長，這幾年在媒體的推波助瀾下，慢慢成為牙科治療項目中詢問度頗高的一項。

坊間也有很多產品可以讓消費者自己在家做牙齒美白，但必須提醒，如果沒有經過牙醫師的專業評估與建議，就貿然 DIY，後果可能是牙齒不但沒白成，反而比原來更糟糕！

在談美白是否有效前，要先了解其所使用的原理。其實，說穿了就是利用高濃度的雙氧水所調製成的強力漂白劑，塗在牙齒表面或內部，再用雷射光或鹵素光等特殊波長的光線來照射，以激活藥物的漂白效能，達到美白牙齒的作用。這對於常攝取含有色素食物或抽菸、嚼檳榔造成的牙齒染色，有相當好的美白效果；但是，如果漂完後仍舊不改之前的飲食習慣，那很快還是會再黃回去的！

然而，如果齒質本身偏黃，或是因為四環黴素造成的染色，那漂白的效果可能有限。這就需要多次漂白才可以有比較明顯的改變。因此，要做之前先不要有過高的期待，才不會在做完後感覺失望。

所以漂白對某些人確實是有效的，但需要先諮詢過牙醫師，評估自己適不適合？效果有多少？確定答案讓你滿意後再花這個錢，才會覺得這筆錢花得有價值，不要牙齒沒白成，鈔票卻白白飛了。

以下就來談談不同美白的原理與技術：

① 居家美白

不同濃度的過氧化氫是漂白技術中最常用的成分，居家牙齒漂白凝膠含過氧化胺（過氧化氫＋尿素）。過氧化胺能穿透牙釉質和牙本質，並釋放出氧基，在釉小柱間移動。因漂白成分分解為小分子四處遊動，能將造成牙齒變色的色素分子加以氧化分解，使之成為無色、可溶於水的小分子，而達成牙齒漂白效果。

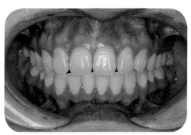
美白前

這個牙齒美白療程，包含了在夜間配戴具有美白劑的牙托。這種牙托最好的材質是薄、透明且軟性的材料。扇貝形的牙托僅包覆住牙齒本身（未覆蓋於牙齦上），具有藥劑儲存間隙，是一種最理想的居家漂白專用的牙托設計。夜間配戴

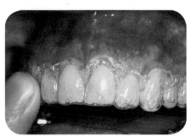
居家美白使用

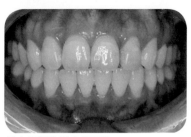
美白與製作固定假牙後

的好處是可以達到最好的效果，因為在每次的使用上，不會影響正常生活習慣，增加藥劑作用的接觸時間。夜間唾液流動也較少，是種最具成本效益好處的漂白方式，因此具有黏度的漂白劑能最佳維持於牙托中。而日間配戴 2 ～ 4 小時，則可以避開夜間配戴有困擾的病患，並降低牙齒敏感機率，且減少組織的接觸時間。

關於牙齒漂白療程大約是兩週的時間，但還是取決於牙齒原來的色階有多深，以及個人體質。正常的牙齒進行漂白需要 4 ～ 6 週的時間；尼古丁染色的牙齒需要 1 ～ 3 個月；而四環黴素的牙齒則需要 2 ～ 6 個月，或甚至更久。

❷ 強力美白（冷光或雷射）

有許多學者嘗試著尋找高效率的牙齒美白方式，希望能在診間受到良好控制下，用短時間來幫患者進行牙齒美白。近年來由於科技的進步，不少新的材料被研發出來，目前診間強力美白的產品技術上，大多是使用 30 ～ 35％的過氧化氫加上催化劑及特定光源，如二氧化碳雷射（CO2 Laser）、冷光（LED）、二極體雷射（Diode Laser）、電漿光（Plasma），或是牙科常用的鹵素光，希望能藉由光的光化學效應來催化特定的催化劑，進一步加速過氧化氫的分解，並減少熱的產生。產品通常於使用前將兩劑加以混合，在牙齒表面上放置 15 ～ 30 分鐘後，再將其移除，視需要可重複 2 ～ 3 次流程以得到患者滿意的效果。由於所需時間比較短，就可達到不錯的牙齒美白效果，而且操作過程都可以在牙醫

師的控制下進行，是目前較受
牙醫師及患者歡迎的方式。

　　雖然目前牙齒漂白技術已
逐漸成熟普遍，但根據統計，
約有 60％的患者在診間強力美
白後會有牙齒敏感的問題，還
好這種敏感的症狀通常不會持
續超過 24 小時。另外，牙齒
美白對於牙髓組織所產生的影
響屬於局部可回復的，目前為
止並沒有造成牙髓組織傷害的
案例。對於牙齒硬組織的影響
上，在牙齒漂白兩星期內，牙
齒本身的通透性及牙齒表面的
粗糙度都會暫時增加，因此外
界的染色原，如果汁、茶、咖
啡等，會較容易形成牙齒的變
色，需要特別注意。

3 齒內美白

　　當牙齒因外傷或牙髓壞死
導致牙齒變色，在根管治療完

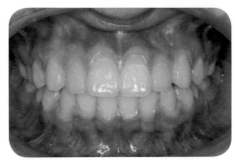
強力美白前

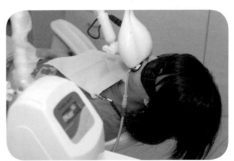
強力美白中（冷光 LED 技術）

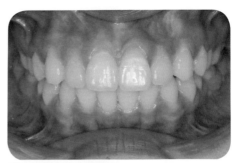
美白及製作固定假牙後

成後，除了傳統的製作假牙，也可嘗試齒內美白。齒內美白又稱非活性牙漂白，做法是先把牙根用材料保護起來再把漂白藥劑例如硼酸鈉放在牙髓腔中，留置藥劑在牙齒裡面後暫時填補，患者就可以回家讓藥劑持續在牙齒中作用，等到 1 ～ 2 週後再回診換藥。依照染色情形嚴重程度不等，約 1 ～ 2 個月牙齒顏色會有明顯改善。後續的贋復處置可考慮複合樹脂復形，或是固定假牙，由於經過齒內美白，通常牙齒或牙根管會變白，假牙的邊緣也不易變黑。

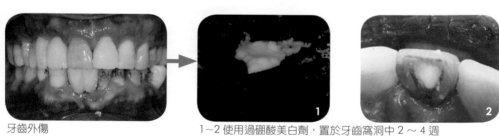

牙齒外傷

1～2 使用過硼酸美白劑，置於牙齒窩洞中 2 ～ 4 週

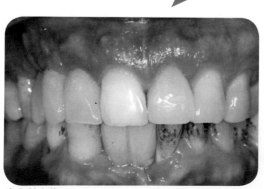

齒內美白後

❹ 噴砂美白

　　噴砂美白原理是使用專用的噴砂潔牙粉噴砂（主要成分為碳酸氫鈉粉末等），在氣壓的作用下，與高壓空氣混合後噴向牙面，清除牙齒表面及牙齒間隙、牙齒溝窩點隙等常規的洗牙機所不能清除之處，去除菸斑、茶漬、牙菌斑、牙色素等。

噴砂的特點

・ 結構緊湊，不易堵塞，以及堵塞後易重新疏通。沙粉動能損失小，噴砂有力。

・ 利用高壓氣流把一種微粒噴到牙齒表面，從而清除牙齒表面的牙菌斑、牙結石、軟垢等。

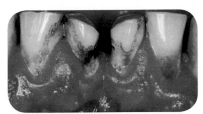
牙齒有許多垢與變色

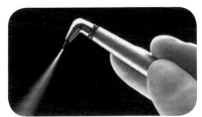
溶解於水中的小蘇打粉，高速噴出

優勢

・ **有效清潔牙垢。** 噴砂牙齒美白能把附著在牙齒上的茶垢、菸垢及食物軟垢清理乾淨，噴過砂的牙齒較光滑，且不易再次沉積牙垢。

・ **提高牙齒美白。** 光澤噴砂可以提高牙齒的光澤度，對牙齒的美觀有一定幫助。

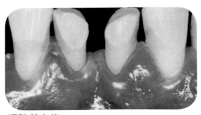
噴砂美白後

⑤ 微磨打亮美白

　　當牙齒有局部變色或牙釉質有輕微缺陷，在 0.2 ～ 0.3mm 範圍內，可以進行微磨治療。利用微磨治療加上塗氟促進再礦化，可用於初期齲齒；或是牙齒過度氟化也可以進行微磨治療。

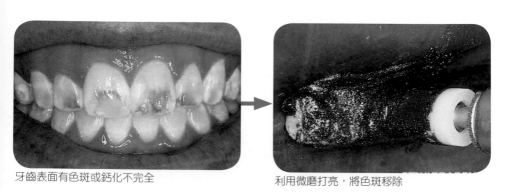

牙齒表面有色斑或鈣化不完全　　　　利用微磨打亮，將色斑移除

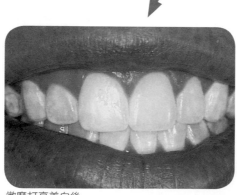

微磨打亮美白後

⓷ 牙齒美白昂貴嗎？有沒有副作用？

牙齒美白的價格依操作的方法而有所不同。一般而言，雷射美白價錢略貴，冷光美白便宜一些，而居家型的美白產品則價位較低。平均來說，一顆牙齒的美白費用約 500 ～ 1,000 元之間；這樣的消費有人覺得還好，有人則認為稍貴。

美白類型	價格
雷射美白	全口約 25,000 ～ 35,000 元
冷光美白	全口約 15,000 ～ 25,000 元
居家美白	全口約 5,000 ～ 10,000 元

原則上，我會建議有興趣想嘗試美白的人，不要一下子就做全口的牙齒，可以分成幾個部分來做。除了可以測試漂白的效果，也不會一下子付出太多錢；不妨從前面看得到的牙齒開始美白，後面看不到的就未必非做不可。如果牙醫師一開口就要你全口美白，還是請先考慮一下，多比較幾位醫師的說法再做決定。

之前提過美白的原理，由於利用高濃度雙氧水製成的藥劑，對牙齦組織會有腐蝕性，所以操作的過程必須格外小心，避免沾到牙齒以外的部分，否則回家後可能會看到牙肉也出現斑斑白點，而且會有灼熱刺痛的感覺。另外，牙齒可能也會因漂白的關係而出現敏感的酸軟症狀，這個部分是因人而異，有的人沒什麼

感覺，有的人則略感不適。

　　牙醫師會建議有蛀牙的人最好先把蛀牙填補好再做，而牙齒本身就屬於較敏感的人也最好不要嘗試，免得做完後造成齒神經過度刺激而發炎，那就得不償失了。如果治療進行到一半，牙齒就出現強烈的刺痛感，趕緊舉手請牙醫師停下來不要繼續，以免造成牙齒的傷害。

　　回家後謹守牙醫師的叮嚀，不要馬上喝咖啡、茶水、可樂等深色素的飲料，盡量避免過冰冷或過燙的飲食，以免牙齒又「恢復本色」或酸軟不適。總之，好好保養才能使成果維持久一點。

4 什麼是瓷貼片？

　　瓷貼片說得白話一點，就像在牙齒表面貼上一片假指甲，這樣的技術已經有一段時間了，但費用較高（約需 1～2 萬元）。

　　這項治療主要還是用在前牙區，當牙齒因鈣化不全或蛀牙引起變色，或是有四環黴素染色、氟斑齒等很難以用洗牙、噴沙、漂白等方式來改善時，就可以考慮用瓷貼片來達到美化牙齒的效果。

　　有些人門牙縫過大，或是門牙破損影響美觀，甚至因為蛀牙造成前牙部分缺損，這些病患使用瓷牙貼片來治療，都能獲得很大的改善。

　　治療時，只需磨掉最少部分的自然齒質（約 0.5～0.7mm），然後牙醫師會依設備採用印膜製作瓷貼片，或是以電腦將瓷塊裁

割出所需的瓷貼片，再將瓷牙貼片黏著在修整過的牙齒上即可。

　　傳統上，如果前牙缺損，治療的方式只能用樹脂填補，或是將牙齒磨小後裝上牙套。而瓷貼片的治療只需磨掉薄薄一層琺瑯質，損失的齒質減少許多；又因內無金屬層，色澤更顯自然，不會有傳統牙冠戴久後在牙齦邊緣出現黑線的情況發生。

　　可能有人會提出質疑，這麼薄的瓷貼片能黏得住嗎？會不會容易破裂？瓷牙貼片號稱其硬度與真牙的琺瑯質相近，較不會磨損對咬的自然牙，但瓷畢竟仍屬於脆性較高的材質，依然不適合咬太堅硬的食物；至於黏著力，現在已有專門用來黏瓷貼片的黏合劑，可以有相當好的黏著效果，這點倒是不必太擔心。

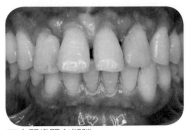

正中門齒間有縫隙

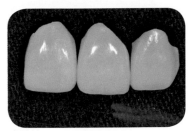

瓷貼片

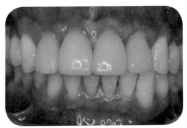

瓷貼片裝置後的情形

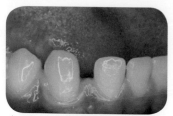

有牙縫，患者美觀不佳

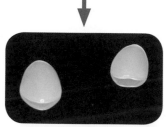

奈米樹脂貼面

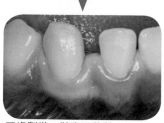

牙齒製備，僅磨牙釉質

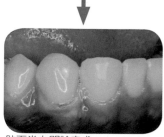

貼面當次門診完成

近年來一個新的科技突破
──奈米樹脂貼面

奈米樹脂貼面是突破性的產品，完全推翻大眾對牙齒貼片的舊有認知，醫師可以直接在診間為患者安裝貼片，不需多次約診、不需等待技工所送件，輕鬆快速回復美麗貝齒，還你一口燦爛笑容。

奈米樹脂貼面是由瑞士開發的新材質，抗折、抗染色、耐磨損、可修形，且貼片表面結構類似真牙，酸蝕後黏著能完全滲入孔洞，增強與補牙樹脂間黏著力及邊緣封閉性，不需損傷牙齒，且更加牢固耐用。

奈米樹脂貼面有多種尺寸、各個牙位形狀的貼片，並利用專用比對器使醫師能挑選最適合的貼片，完全能配合不同患者的需求。由於奈米樹脂貼面的厚度極薄，最薄可達 0.3mm，因而在牙齒頰側面所

車掉的厚度，也只需薄薄一層即可。對大多數的患者而言，在沒有麻醉情況下並無不適之感，因此不需要麻醉。至於牙齒若有較深層的齲洞，醫師可視需要另加以局部麻醉。

5 齒列矯正有年齡的限制嗎？

矯正治療時期和青春期有密切關係：一般矯正最適合的年紀，男孩是 12 ～ 14 歲，女孩是 10 ～ 12 歲，大約為小學 4 ～ 5 年級階段。話雖如此，不代表其他年齡就不可以做矯正，年紀 30 ～ 40 歲以上也可以接受矯正治療，一些反對咬合（俗稱戽斗）者，約 7、8 歲的小孩亦可以接受矯正治療。

基本上，矯正治療並無治療年齡的限制，成人也可以做矯正，只是較費時、費力；成人與小孩的差別只是牙齒移動的快與慢。若能在兒童時期就採取適當的預防，甚至早期矯正，即可免除日後長期而複雜的治療。齒列矯正雖沒有年齡限制，但先決條件是牙周組織健康，口腔衛生做得好。

如果只是牙齒不整齊，不論成人或小孩，都可以矯正；如果是骨骼性不正常咬合如戽斗、暴牙則應於骨骼發育旺盛時期，8 ～ 12 歲時矯治較為理想，因為這時期，可以改變生長速度，如果錯過這個時機，患者可能需要配合手術來矯正；而需要輔以手術的矯正病例，則要滿 18 歲左右開始治療會比較恰當。

　　如果已注意到可能有齒列矯正的需要，最好儘早諮詢齒顎矯正專科醫師。基本上，小至小學 1 ～ 2 年級，大至 50 ～ 60 歲的成人，做矯正都有其效果在。但是選擇適當的時機，可減少治療的複雜性及縮短治療時間，而小孩也因為具有生長能力，醫師所能發揮的空間相對較多。

　　所以，年齡不是問題，問題在患者訴求的是什麼？成年人骨骼發育已臻成熟，要移動牙齒比較困難，所以通常並不做長距離（8mm 以上）的移動，而僅就其臉型、牙齒、骨骼做一協調性的重組。但可以肯定的是，經矯正的牙齒絕對能排列得整整齊齊。

🦷6 齒列矯正需要花多少時間？

　　齒列矯正屬於一項漸進性的治療，治療時間的長短通常受下列因素影響，而有所不同：

· 咬合不正的種類。
· 患者的合作程度。
· 患者的年齡。
· 病例的嚴重程度。

　　一般而言，矯正治療所需的時間大約從幾個月到 2、3 年之間。一般早期阻斷性治療有些只需幾個月，但如果需要拔牙做矯正的大概要 1.5 ～ 2 年，若屬於骨骼性不正常咬合，甚至會長達 3 年。

在治療期間常以牽引器及拉力橡皮筋輔助，需要忍受一定的痛苦。所以，如果不能定時佩戴維持器將會延長治療時間；常失約或損壞矯正器也會讓預定時間增加，像這類合作度不高的患者，其實不太適合進行矯正。

矯正起步的時間越早，越省時、省力。所以，若能掌握治療的黃金時機，將可節省不少寶貴的時間。所謂治療的黃金時機，是指「花越少的功夫、犧牲最少的牙齒、得到最好的結果」，黃金時機的判斷與醫生的專業素養及醫德有極密切的關係。

不管矯正治療的時間長或短，都是大約 1 個月就診 1 次，對生活作息、學業課業的影響並不大；一旦決定接受矯正，就應該以積極的態度來配合，這樣才能儘早達到牙醫師與受治療者都滿意的結果。

🦷7 齒列矯正能維持多久？

牙齒經由積極性的矯正治療後，會變得稍有鬆動，必須佩戴維持器等待牙周組織恢復正常，齒槽骨再塑型完成後，牙齒才會穩定。但是，經過矯正治療後的牙齒，仍有改變位置的可能。

在人的一生當中，牙齒的咬合會因很多情況而自然改變位置。例如：顎骨的發育、舌頭的發育、智齒的萌發、習慣性口呼吸、吹奏樂器，或其他不良的口腔習慣等因素，都有可能造成牙齒位置的改變，這些因素都不是矯正醫師所能控制的。此外，已矯正

好、排列整齊的牙齒，如果沒有遵照矯正醫師指示，正確使用矯正後的維持器，也會使矯正好的牙齒再度移位。

以上各種因素，都有可能使患者需要再度接受矯正治療。因此，有幾個務必注意的事項：

- 一定要避免不良的口腔習慣。
- 戴足固定器的時間。有的患者會因為好不容易拆掉矯正器的束縛，就不希望再戴維持器，這樣的危險動作很可能使之前的辛苦功虧一簣。
- 一定要定期回診。別以為矯正做完了就等於永遠跟矯正醫師說再見，以免矯正效果大打折扣，甚至造成需要重新治療的可能性！

總而言之，齒列矯正治療完成後，牙齒仍會有回復歪斜的傾向，所以固定矯正器拆除後，仍然需要戴一段時間的維持器，將牙齒固定在新的位置上。最初三個月，除了刷牙及飲食外最好整天都佩戴，之後酌量減短戴的時間；等牙齒在該位置穩定下來，才可以完全不戴維持器。

這裡建議，維持器能戴得越久，效果也能維持越久。

🦷8 什麼樣特質的人不適合做矯正？

雖然做矯正沒有年齡的限制，但臨床上確實比較少看到中老年人做矯正，這可能跟對美觀的要求度隨年齡增長而下滑有些關聯；很多上了年紀的人會說：「哎呀！都這把年紀了，還矯正幹嘛？反正醜都醜這麼久了，婚也結了，孩子也生了，不用再花錢找罪受啦！」

所以矯正這個市場，小朋友及年輕人還是占了大多數。然而，是不是每個人都適合做矯正呢？這可不一定。什麼樣的人不適合做矯正呢？

第一種是不注意口腔衛生的人。當我們發現這樣的狀況，都要先苦口婆心的告訴患者，如果你現在不能把牙齒刷乾淨，上了矯正器後就更不可能；倘若做完矯正後牙齒是排整齊了，但也全部蛀光了，那這樣的矯正有什麼意義呢？還不如不要做。所以要做矯正前，一定要確定你已經可以把口腔清潔做到標準。

第二種是自己沒有意願的人，這通常是被逼來做矯正治療的小朋友。如果孩子自己沒有很強的動機，我們通常也會請家長三思；因為整個矯正的過程很長，不是 2、3 天或 2、3 週就可以完成的。如果患者的配合度不高，成效就很難如預期順利。也常看到有患者就因為如此，要不斷延長矯正的時間，弄得大家都覺得很累、很煩。所以矯正不能只是家長的一廂情願，一定要與孩子做好充分溝通才做。

第三種是無法安排出一段長時間來做矯正的人。臨床上，經常遇到一些已經決定做矯正的人，矯正器都已經上了一段時間，才突然說他要去當兵，或是他要出國念書；要不然就說他被調到遠方去工作，無法繼續回診。聽到這樣的說法真是只能在臉上浮出三條直線，這些問題難道事前一點規劃都沒有嗎？怎麼會突然有這麼大的轉彎呢？

所以若不確定短期內會不會有新的生涯計畫，奉勸還是等大勢都塵埃落定後，再做矯正吧！

🦷9 什麼是正顎手術？

正顎手術，是一種由口腔顎面外科醫師與齒列矯正醫師，共同合作處理較嚴重的顏面畸形（Dentofacial Deformity）患者的治療方法。

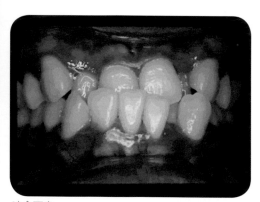

咬合不良

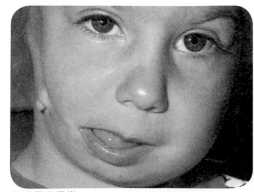

顎骨發育異常

早期有咬合不良及顎骨發育異常的患者，大多只能選擇單一治療法，不是齒列矯正，就是手術矯治，因此對於較嚴重的顏面畸形患者，常無法達到理想的治療結果。及至 1970 年代後才漸漸有學者提出，以齒列矯正與外科手術合作的模式來治療較嚴重的顏面畸形，以達到較理想的治療效果。

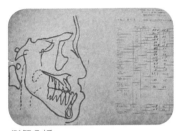

側顱分析

因此，所謂「正顎手術」就是，以外科手術來達到矯正咬合的目的，常用來矯正很嚴重下顎骨前突（俗稱戽斗）的問題；這樣的問題通常無法以單純矯正治療來改變臉形與咬合，必須配合外科手術。

這方面治療可分為在手術前先將牙齒位置排好，再配合外科手術矯正骨頭位置的「術前矯正」；以及在手術後再將牙齒做更細微調整的「術後矯正」兩個步驟。

外科矯正和一般矯正最大不同是，接受外科矯正的患者一定要身高停止生長，也就是滿 17、18 歲以上才適合做；而且比一般矯正困難度更高，所以外科矯正一定要慎選矯正專科醫師及口腔外科醫師。

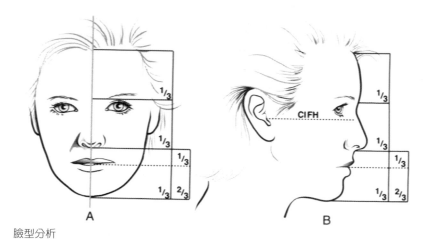

臉型分析

正顎手術模型重定位

　　在外科手術前的矯正治療，是將上、下顎的牙齒分別移動到在本身顎骨的理想位置。因為顎骨本身有異常，所以移動後咬合會變得比治療前更不好，不過，這種情形會在正顎手術後迅速獲得改善，這只是手術前的過渡時期。如果患者要求變更治療計畫，由合併正顎手術治療改為單獨矯正處置，則會延長治療時間，且治療結果也將無法達到預期的理想咬合。

　　倘若決定接受合併正顎手術來矯正，必須了解這會增加經濟上的額外負擔。應該在決定前，與口腔外科醫師討論這部分的治療計畫及費用問題。

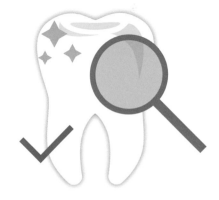

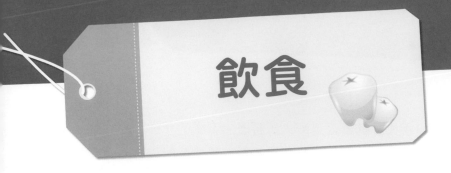

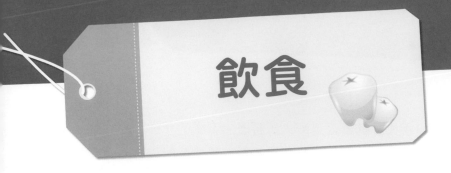 1 吃無糖口香糖能否清潔口腔？可以防治蛀牙嗎？

自從無糖（或潔牙）口香糖上市後，很多病人都會提出這樣的質疑，只能說：心理安慰的成分大，能達到的實際效果其實很有限。

無糖口香糖的廣告，強調可中和口腔內酸性，預防蛀牙。有些臨床的實驗結果顯示，吃過東西後如果不能立刻刷牙、漱口，嚼無糖口香糖也是一種消極、變通的替代方式；但口香糖絕不能完全取代牙刷，吃完東西仍應馬上刷牙。

正常人咀嚼時會分泌唾液，達到自淨效果，因此不一定是口香糖，咀嚼其他的東西一樣會刺激唾液分泌。美國就曾有研究指出，飯後吃蘋果，也會有口腔自淨的功能。但口內細菌多藏在齒縫間、蛀牙窩洞、牙周組織等處，而口香糖只能在牙齒表面光滑處移動，想要藉由吃口香糖來達到預防齲齒目的，恐怕很難。

當然無糖口香糖的優點是不含蔗糖，與咀嚼其他東西來比是相對安全的；但必須注意的是，有些產品內含阿斯巴甜代糖，苯丙酮尿症患者是不可以食用的，否則會傷害肝腎功能。

雖有實驗研究發現，餐後嚼食無糖口香糖 10 分鐘，可以幫助移除牙菌斑，但成效究竟有多高，仍是很多專家學者質疑的地

方。建議還是別把預防蛀牙的希望寄託在這種不確定的方法上，不方便刷牙時或許可以試一下，但其他時候還是老老實實把牙刷乾淨吧！

🦷2 吃哪些食物對牙齒比較好？

　　其實只要是均衡的飲食，做好口腔清潔工作，自然能擁有一口好牙；現代人的飲食都過於精緻，食物中的添加物與糖分也偏高，這其實是造成蛀牙的隱形殺手。

　　所以與其去探討哪些食物對牙齒比較好，不如把精神放在徹底清潔牙齒上。不過有些東西，確實對預防齲齒有顯著的功效，氟化物就是一項。

　　氟是廣泛存在於大自然間的一種微量元素，早在 19 世紀末即證實氟與牙齒健康有關，過去許多國家也使用飲水加氟來降低齲齒率，雖然安全性曾遭受爭議，但經近百年來的研究證實，只要謹慎使用氟化物，這其實是控制齲齒最有效、安全與經濟的方法。

　　許多食物含有豐富的氟，主要是海產。生鮮的魚類含氟量約 1.6ppm，而罐裝沙丁魚約 7 ～ 12ppm；另外，茶葉中亦含豐富的氟素，約 70 ～ 375ppm，沖泡後的烏龍茶含氟量約 2.85ppm、茉莉花茶約 2.17ppm。

　　有許多人認為補充鈣質也可以強化牙齒。其實，牙齒的鈣化

很早就已經完成，當牙齒鈣化完成後，補充再多的鈣質也無法被牙齒吸收了，所以若真要補充，也應該在牙齒鈣化的階段（懷孕3個月到8歲期間）；所以孕期及嬰幼兒時期就應該多攝取，之後吃再多，就只有預防鈣質流失的效果了。

🦷3 吃哪些食物對牙齒不好？

基本上，容易導致蛀牙的食物就算是對牙齒不好的。前文已經提過，像黏滯性高、含糖及精製的糕餅類，都是容易造成蛀牙的食物，最好少碰為妙，如果非吃不可，就請在吃完後立刻去刷牙。

現在的食物都過於精緻，牙齒幾乎不怎麼需要使勁就可以把食物吞下肚，其實這樣對牙齒並不是件好事；我們的牙齒有好幾種不同的型態，原本是有不同的功能，但因為現在的食物已經細緻到不需去動用各種功能，牙齒越不經使用，強度也會越差。

此外，太酸的食物最好也盡量少吃，有的人蜜餞、酸梅一顆接一顆，長時間下來，牙齒都因酸蝕而脫鈣；除了表面浮現斑斑白點極不美觀，齒質也變得敏感，遇冷遇熱及酸甜的食物，牙齒就酸軟無比。

建議應該多吃不經加工的食品，天然食物中的纖維反而對牙齒有益。不過，過猶不及，太粗糙或太堅硬的東西也不宜多吃，以免過度磨損牙齒，甚至造成牙齒斷裂。

Note

國家圖書館出版品預行編目資料

掌握好牙3關鍵：專業醫師護齒101招 / 林峰丕, 林本
信 合著. — 初版. — 臺北市：華成圖書, 2016.10
　　面；　　公分. — (保健鋪系列；A0237)
ISBN 978-986-192-290-4(平裝)

1. 牙齒 2. 牙科 3. 保健常識

416.9   105013954

保健鋪系列　A0237

掌握好牙 3　關鍵：專業醫師護齒101招

作　　　者／林峰丕、林本信
出 版 發 行／華杏出版機構

華成圖書出版股份有限公司
www.far-reaching.com.tw
11493 台北市內湖區洲子街 72 號 5 樓（愛丁堡科技中心）
戶　　名　華成圖書出版股份有限公司
郵政劃撥　19590886
e - m a i l　huacheng@farseeing.com.tw
電　　話　02-27975050
傳　　真　02-87972007
華杏網址　www.farseeing.com.tw
e - m a i l　fars@ms6.hinet.net
華成創辦人　郭麗群
發 行 人　蕭聿雯
總 經 理　蕭紹宏
法 律 顧 問　蕭雄淋‧陳淑貞

總 編 輯　周慧琍
企 劃 主 編　蔡承恩
執 行 編 輯　鄭兆婷
美 術 設 計　陳琪叡
行 銷 企 劃　林舜婷
印 務 專 員　何麗英

定　　價／以封底定價為準
出 版 印 刷／2016 年 10 月初版 1 刷

總 經 銷／知己圖書股份有限公司
台中市工業區 30 路 1 號　電話　04-23595819　傳真　04-23597123

☺讀者回函卡

謝謝您購買此書，為了加強對讀者的服務，請詳細填寫本回函卡，寄回給我們（免貼郵票）或 E-mail至huacheng@farseeing.com.tw給予建議，您即可不定期收到本公司的出版訊息！

您所購買的書名/_____　購買書店名/_____

您的姓名/_____　聯絡電話/_____

您的性別/□男 □女　　您的生日/西元_____年____月____日

您的通訊地址/□□□□□_____

您的電子郵件信箱/_____

您的職業/□學生　□軍公教　□金融　□服務　□資訊　□製造　□自由　□傳播
　　　　□農漁牧　□家管　□退休　□其他

您的學歷/□國中（含以下）　□高中（職）　□大學（大專）　□研究所（含以上）

您從何處得知本書訊息/（可複選）

□書店　□網路　□報紙　□雜誌　□電視　□廣播　□他人推薦　□其他

您經常的購書習慣/（可複選）

□書店購買　□網路購書　□傳真訂購　□郵政劃撥　□其他_____

您覺得本書價格/□合理　□偏高　□便宜

您對本書的評價（請填代號/ 1.非常滿意 2.滿意 3.尚可 4.不滿意 5.非常不滿意）

封面設計_____　版面編排_____　書名_____　內容_____　文筆_____

您對於讀完本書後感到/□收穫很大　□有點小收穫　□沒有收穫

您會推薦本書給別人嗎/□會　□不會　□不一定

您希望閱讀到什麼類型的書籍/_____

您對本書及我們的建議/

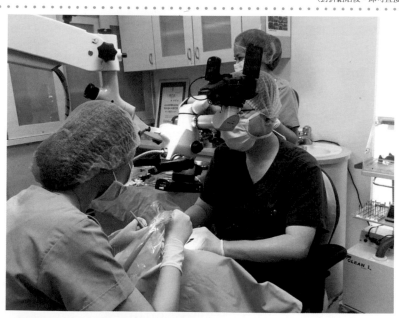

本公司為求提升品質特別設計這份「讀者回函卡」，懇請惠予意見，幫助我們更上一層樓。感謝您的支持與愛護！

www.far-reaching.com.tw　　請將　A0237　「讀者回函卡」寄回或傳真 (02) 8797-2007